四川省社科联科研课题

重庆金阳集团热情支持

巴蜀名医遗珍系列丛书

主编 马烈光

# 龚氏三代
## 家传骨伤秘验方

龚桂烈 编著

U0308884

中国中医药出版社

·北 京·

**图书在版编目（CIP）数据**

龚氏三代家传骨伤秘验方 / 龚桂烈编著 . —北京：中国中医药出版社，2016.10（2022.8 重印）

（巴蜀名医遗珍系列丛书）

ISBN 978-7-5132-3628-7

Ⅰ . ①龚… Ⅱ . ①龚… Ⅲ . ①骨损伤—验方—汇编 Ⅳ . ① R289.5

中国版本图书馆 CIP 数据核字（2016）第 222655 号

---

**中国中医药出版社出版**

北京经济技术开发区科创十三街 31 号院二区 8 号楼

邮政编码 100176

传真 010-64405721

三河市同力彩印有限公司印刷

各地新华书店经销

开本 880×1230 1/32 印张 5.5 字数 131 千字

2016 年 10 月第 1 版 2022 年 8 月第 5 次印刷

书号 ISBN 978-7-5132-3628-7

定价 35.00 元

网址 www.cptcm.com

如有印装质量问题请与本社出版部调换（010-64402510）

版权专有 侵权必究

**服务热线 010-64405510**
**购书热线 010-89535836**
**微信服务号 zgzyycbs**

**微商城网址 https://kdt.im/LIdUGr**
**官方微博 http：//e.weibo.com/cptcm**
**天猫旗舰店网址 https://zgzyycbs.tmall.com**

# 出版者言

《名医遗珍系列》旨在搜集、整理我国近现代著名中医生前遗留的著述、文稿、讲义、医案、医话等等。这些文献资料，有的早年曾经出版、发表过，但如今已难觅其踪；有的仅存稿本、抄本，从未正式刊印、出版；有的则是家传私藏，未曾面世、公开过，可以说都非常稀有、珍贵。从内容看，有研习经典医籍的心悟、发微，有个人学术思想的总结、阐述，有临证经验的记录、提炼，有遣方用药的心得、体会，篇幅都不是很大，但内容丰富多彩，各具特色，有较高的学术和实用价值，足资今人借鉴与传承。

寻找、搜集这些珍贵文献资料是一个艰难、漫长而又快乐的过程。每当我们经过种种曲折得到想要的资料时，都如获至宝，兴奋不已，尤其感动于这些资料拥有者的无私帮助和大力支持。他们大都是名医之后或其门生弟子，不仅和盘托出，而且主动提供相关素材、背景资料，很多人还亲自参与整理、修订。他们的无私品质和高度责任感，也激励、鞭策我们不畏艰难，更加努力。

有道是"巴蜀自古出名医"。巴蜀大地，山川俊秀，物产丰富独特，文化灿烂悠久，不仅群贤毕集，而且名医大家辈出，代有传人，医书诊籍充栋，分量十足，不愧为"中医之乡，中药之库"。因此，我们特别推出《巴蜀名医遗珍系列丛书》，精心汇集了陈达夫、吴棹仙、李斯炽、熊寥笙等 16 位现代已故巴蜀名医的珍贵遗著、文稿，以展现巴蜀中医的别样风采。尤其值得一提的是，此次由巴蜀名中医马烈光教授亲任主编，年逾九旬的中医泰斗李克光教授担纲主审，确保了这套丛书的高品质和高水平。另外，还有相当部分的巴蜀名医资料正在搜集整理中，会在近期集中出版。

今后，我们还将陆续推出类似的专辑。真诚希望同道和读者朋友提出意见，提供线索，共同把这套书做成无愧于时代的精品、珍品。

中国中医药出版社

2016 年 8 月 4 日

# 前言

　　自古以来，以重庆为中心所辖地区称为"巴"，以成都为中心的四川地区称为"蜀"，合称"巴蜀"或"西蜀"。隋代卢思道曾云："西蜀称天府，由来擅沃饶。"巴蜀大地，不仅山川雄险幽秀，江河蜿蜒回绕，物产丰富独特，而且文化灿烂悠久，民风淳朴安适，贤才汇聚如云。现代文学家郭沫若曾谓："文宗自古出西蜀。""天府"巴蜀，不仅孕育出了大批横贯古今、闪耀历史星空的大文豪，如汉之司马相如、扬雄，宋之"三苏"等，也让"一生好入名山游"的李白、杜甫等恋栈不舍。

　　更令人惊叹者，巴山蜀水，不仅群贤毕集，复名医辈出，代有传人。早在《山海经》中已有"神医"巫彭、巫咸，其后，汉之涪翁、郭玉，唐之昝殷、杜光庭，宋之唐慎微、史崧，清之唐宗海、张骥、曾懿等，举不胜举。尤其在近现代，名噪一时的中医学家，如沈绍九、郑钦安、萧龙友、蒲辅周、冉雪峰、熊寥笙、李重人、任应秋、杜自明、李斯炽、吴棹仙等，均出自川渝巴蜀。如此众多出类拔萃的中医前辈名宿，其医德、医术、医学著述、临床经验、学术思想及治学方法，都是生长、开放在巴蜀这块大地上的瑰丽奇葩，为我国中医药事业的发展增添了光辉篇章，是一份十分值得珍惜、借鉴和弘扬的、独具特色的宝贵民族文化遗产和精神财富。

"自古巴蜀出名医"，何也？

首先，巴蜀"君王众庶"历来重视国学。巴蜀地区历史文化厚重，广汉三星堆、成都金沙遗址等，不断有考古学新发现揭示着本地文化的悠久。西汉之文翁教化为巴蜀带来了中原的儒道文化，使巴蜀文化渐渐融入了中华文化之中。而汉之司马相如、扬雄之文风，又深深体现着巴蜀文化的独特性。巴蜀人看重国学，文风颇盛，即使在清末民国之初，传统文化横遭蹂躏时，巴蜀仍能以"国学"之名将其保留。另外，蜀人喜爱易学，宋朝理学家程颐就说"易学在蜀"，体现出易学是巴蜀文化的重要特征。"医易同源"，易学在巴蜀的盛行，使巴蜀中医尤易畅晓医理并发挥之。就这样，巴蜀深厚的文化底蕴为生于斯、长于斯的巴蜀中医营造了一块沃土，提供了丰厚的精神濡养。

其次，巴蜀地区中医药资源得天独厚。四川素有"中药之库"的美称。仅药用植物就有 5000 余种，中药材蕴藏量、道地药材种类、重点药材数量等，均居全国第一位。"工欲善其事，必先利其器"，有了丰富的中药材资源，巴蜀中医就有了充足的"利器"，药物信手拈来，临床疗效卓著，医名自然远扬。

　　最后，巴蜀名山大川众多，风光旖旎，道学兴盛，道教流派颇多，"仙气"氤氲。鲁迅先生曾谓"中国文化的根柢全在道教"，道学、道教与中华文化的形成有着密切的关系，与中医学更具"血肉联系"。于道而言，史有"十道九医"之说；于中医而言，中医"至道"中有很大部分内容直接源于道，不少名医精通道学，或身为道教中人，典型者如晋代葛洪及唐代孙思邈。巴蜀地区，道缘尤深。且不说汉成帝时，成都严君平著《老子注》和《道德真经指归》，使道家学说系统化，对道学发展影响深远。仅就道教名山而言，"蜀国多仙山"，如四川大邑县鹤鸣山为"道教祖庭"，东汉张道陵于此倡"正一盟威之道"，标志着道教的形成；青城山为道教"第五洞天"，至今前山数十座道教宫观完好保留；

峨眉山为道教"第七洞天"，今仍保留有诸多道教建筑。四川这种极为浓厚的道学氛围，洵为名医成长之深厚底蕴。

自古巴蜀出名医，后人本应承继其学，发扬光大。然而，即使距今尚近的现代巴蜀名医，其学术经验的发掘整理现状堪忧。有的名医经验濒于失传；有的以前虽然发表、出版过，但如今难觅其踪；间或有一些得以整理问世，也多由名医门人弟子完成，呈散在性，难保其全面、系统、完善。如现代已故巴蜀名医中，成都李斯炽、重庆熊寥笙、达县龚益斋、大邑叶心清、内江黄济川、三台宋鹭冰等，这些医家，虽有个人专著行世，但一直缺乏一套丛书将其学验进行系统汇总与整理。

此外，现有的名医经验整理专著，多将其学术思想和临床经验分册出版，较少赅于一书，全面反映名医的学术特点。而有些名医在生前喜手录医悟、医论与医方、医案，因未得出版，遂留赠门人弟子，几经辗转，终濒临失传。如20多年前去世的名医彭宪彰，虽有《叶氏医案存真疏注》一书于1984年出版，但此书仅为几万字的注解性专著，只反映了彭老在温病学方面的学术成就。而他利用业余时间，手录的大量临床验案，至今未得到全面发掘整理，近于湮没无闻，遑论出版面世。痛夫！这些乃巴蜀杏林的巨大损失！

　　吾从小跟名师学中医，于20世纪60年代末参加医疗卫生工作，70年代在成都中医学院毕业留校从事医、教、研工作至今。在此期间，与许多现代巴蜀名医熟识，常受其耳提面命和谆谆教诲。几十年来，深感老前辈们理用俱佳，心法独到，临床卓有良效，遗留资料内容丰富多彩，具有颇高的学术和应用价值，若不善加搜集整理，汇总出版，则有绝薪之危。有鉴于此，我们早冀系统搜集整理出版一套现代已故巴蜀名医丛书，这也是巴蜀乃至全国中医界盼望已久的大事。适逢中国中医药出版社亦有此意愿，不谋而合，颇为相惜。此套丛书的出版幸蒙年逾九旬的巴蜀中医泰斗李克光教授垂青、担纲主审，并得到了国家中医药管理局、四川省中医药管理局、重庆市中医药管理局、四川省中医药科学院、成都中医药大学等的政策支撑，以及重庆金阳等企业的资金支持。尚得到不少名医之后或其门生弟子主动提供文献资料和相关素材之鼎力相助，更因成功申报为四川省社科课题而顺利完成了已故巴蜀现代名医存世资料的搜集、整理研究工作。对此，实感幸甚，诚拜致谢！

恰逢由科技部、国家中医药管理局等 15 个部委主办的"第五届中医药现代化国际科技大会"在成都隆重召开及成都中医药大学 60 年华诞之际，双喜临门，盛事"重庆"，愿以是书为贺，昭显巴蜀中医名家近年来的成果，尤可贻飨同道，不亦快哉！

丛书付梓之际，抚稿窃思，前辈心法得传，于弘扬国医，不无小益，理当欣喜；然仍多名医无继，徒呼奈何！若是丛书克竟告慰先贤，启示后学之功，则多年伏案之苦，亦何如也！

纸牍有尽，余绪不绝，胪陈管见，谨作是叙！并拟小诗以纪之：

巴蜀医名千载扬，济赢获安久擅长；

川渝杏林高寿日，岐黄仁术更辉煌。

丛书主编　马烈光

2016 年 8 月于成都中医药大学

# 原序

《龚氏三代骨科秘方》（现改名《龚氏三代家传骨伤秘验方》）一书现将出版问世，值得庆幸，可喜可贺。

我小时就听说龚益斋老医生善治杂病和骨科疑难病证，远近驰名。名遐川东北一代，是达县四大名医之一。

新中国成立后，我接办达县专区医院，龚益斋老先生之长子龚治平医师任速县第一诊所所长。20世纪50年代初，一次他来我家，适逢我的小孩世傑常患腹痛，不思饮食，以致体弱，大便镜检又无虫卵，曾服用止痛、调理肠胃等药均无效。他诊脉后，即在所带的丸药中取出2粒（豌豆大，色白），服下不久，泻大便1次，腹痛止。此后，孩子食欲好转，体质健壮。我曾问过治平医师，"这种丸药叫什么？是哪些药组成的？"龚医师微笑地答曰："这是我的家传秘方。"因此，我就不好再问了。

1957年，因专区医院发展，急需各科医师应诊。于是就请龚治平医师来医院工作，任中医主治医师，专治骨科及中医内外诸般疑难杂病。每日诊务十分繁忙，门庭若市，龚治平医师都是尽力诊治，常常不能按时下班。一次在住院部收治一农村病人，系从崖上跌下，腰椎受损脱位，以致不能动弹，痛苦万状。延请龚医师诊治，龚与三位助手各站一个床角，将病人仰卧在床单上，4人各将床单的一角挽在手上，听龚医师指挥，连续多次在床单上抖动、起落病人。待病人不叫痛苦时才停止。然后抹擦药酒，并用夹板固定。病人即可起坐行走，不久病愈出院。龚医师医术精湛，深得大家敬重，多次选为人大代表和政协委员。

治平先生继承先父家传秘验治案、方药制炼、临床用药及处理，特别是骨伤科的施术手法，而且博览各家骨伤科医著，刻苦钻研，致使骨伤科技术独具特色，手法巧，用药精，疗程短，合并症少。他在1958年和1964年出席四川省名老中医经验交流会，在会上介绍骨伤科经验，受到行家好评。

治平先生平生带学徒二十余人，谆谆教诲，大部分都成为当地名医，桃李遍布。专区医院一西学中医弟子总结整理应用了龚医师临床经验，成绩显著，还出席了全国"群英会"。

1956年，治平医师又将他的医术和秘方传给他的长子龚桂烈。桂烈更加努力学习，继承和发扬先祖、先父医技经验。桂烈备受党的关怀和培养，并将先父委以重任之责，努力奋斗，不负庭训。现桂烈主治医师因感党的教育和培养恩重，愿将龚氏三代骨科经验秘方总结、整理、奉献出来，为民解除痛苦，为弘扬中医学，振兴中医事业尽心尽力，此举更为我等钦佩和欢迎。本人年迈体弱，略举记述回首一些往事，记忆犹新，以志龚桂烈主治医师奉献之情！

八十四老叟　翟传玭

（达县专区医院第一任院长、四川省政协委员）

1990年5月于达城

# 原前言

　　中医骨科，是中医学宝库中的一份宝贵遗产，是我们炎黄祖先及子孙在长期社会实践中不断丰富发展起来的一门重要临床学科。中医骨科是研究防治骨关节及其周围的软组织损伤和疾患的学科。其特长和独到之处，在世界医林中都独树一帜，深受欢迎。

　　巴山蜀水名医辈出，学术流派源远流长，各有具特色。对中医学的发展和进步做出了卓越的贡献，祖父龚益斋 (1875—1945) 出身于书香门弟。20 世纪初，祖父目睹瘟疫流行，乡邻频死，愤而弃儒从医，救死扶伤。他先后拜省内外一些名医为师，集各家之长，走独创之路。尤以杂病、骨伤科见长，遂行医川东北一带，自成一派，名声大振，四方各县求医者络绎不绝。其子龚治平自幼随父学医，勤学精研，尽得其秘，悬壶达城，门庭若市。时人并称"父子大夫"，是新中国成立前达县四大名医之一，门生多达 65 人。父亲龚治平 (1898—1971) 先生在新中国成立后担任达县第一联合诊所所长，1957 年调达县专区医院任主治中医师，并开创该院骨伤科。祖父、父亲生平创建了不少名方、名法，都经过 60 余年行医实践，临床应用得心应手，屡获奇功。

笔者自 1956 年响应党的号召，随父学习中医，经过先父口传手教，心领神会，行医 30 余年，临证用药每获良效。

　　中医骨伤科宝库的内容博大精深，秘验方是重要组成部分，中医骨伤科的病因、病理、正骨手法、诊断治疗著作颇多，浩如烟海，故不赘述。笔者谨将龚氏三代百年来的行医秘验方及临床经验作一介绍，以供同道参考，为继承和发扬中医学做出应有的贡献。

　　龚氏骨伤科秘验方，以前均是口授心传，秘而不宣，只求自家门前后继有人，身怀一技之长受业于社会以求一成。现感激党的中医政策之英明，故将平生所学做一介绍，以抛砖引玉。笔者才疏学浅，祖父、父亲生前均忙于诊务，著述不多，笔者每天诊务亦忙，积累整理临床资料也不多，不当之处，敬请同道斧正，不胜感激之至。

龚桂烈

己巳年春～庚午年初夏

于四川省达县地区人民医院

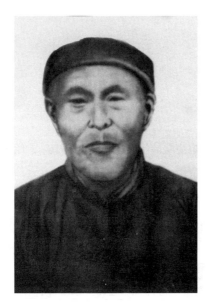

龚益斋（1875—1945）

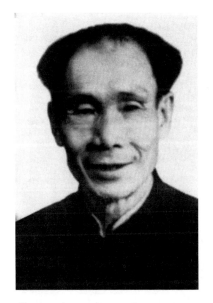

龚治平（1898—1971）

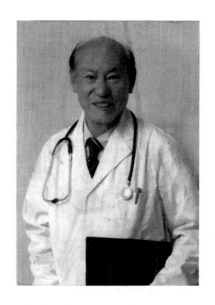

龚桂烈（1941— ）

# 内容提要

　　龚益斋（1875—1945），出身书香门第，先后拜多位名师学医，集各家之长，走独创之路，自成一派，以善治骨科疑难病症名遐川东北，是四川达县四大名医之一。其子龚治平、孙龚桂烈继承家传秘验治案、方药制炼、临床用药及处理，特别是骨伤科的施术手法，并不断改进、完善，形成了手法巧、用药精、疗程短、合并症少等特色。

　　《龚氏三代家传骨伤秘验方》作为《巴蜀名医遗珍系列丛书》之一，不仅完整收载了龚氏三代百年来创制应用的百余首骨伤秘验效方，还记录、总结了龚氏三代的临证医案、诊疗经验。秘方内服外用皆有，丸散膏丹俱全，大都简便效廉，非常难得；医案真实完整，剖析入微，足资借鉴。

# 目录

## 上篇　骨伤秘验方

## 附篇　杂病治验录

上篇 — 骨伤秘验方

# 一、内治法秘验方

中医学对骨伤疾患的研究有悠久的历史，早在公元前11世纪的周代就已萌芽。《周礼·天官》中设有疡医，疡医又分为金疡和折疡，金疡指刀剑，折疡指骨折，这就是中医骨伤科的起源。《周礼》卷九载："凡疗疡以毒攻之，以五气养之，以五药疗之，以五味节之，凡药以酸养骨，以辛养筋，以咸养脉，以苦养气，以甘养肉，以滑养窍。凡有疡者，受其药焉。"《内经》中更具体和详细地阐述了内治的原则。《素问·至真要大论》云："寒者热之，热者寒之；湿者清之，清者温之；散者收之，抑者敬之；燥者润之，急者缓之；坚者软之，脆者坚之；衰者补之，强者泻之……客者除之，荣者温之，结者散之，留者攻之，惊者平之……高者抑之，下者举之，有余者折之，不足者补之。"《素问·至真要大论》云："治热以寒，温而行之；治寒以热，凉而行之。"《素问·至真要大论》又云："从内之外者，调其内；从外之内者，治其外；从内之外而盛于外者，先调其内，而后活其外；从外之内而盛于内者，先治其外，而后调其内。"明确了内治和外治的关系。伤患在外而脏腑不和，气血乱于内，视病情决定内、外治疗的先后或并用，经久不衰。

随着医学的发展，骨伤科内治法也不断地发展和充实，逐渐出现对伤病进行分期辨证论治的方法。《仙授理伤续断秘方》总结了唐代以前伤疾内治的经验，对创伤骨折创立了"七步内治法"。《证治准绳》云："盖打仆坠堕……又察其所伤有上下、轻重、浅深之异，经络气血多少之殊，唯宜先逐瘀血，通经络，和血止痛；然后调气养血，补益胃气。"

巴蜀名医遗珍系列丛书

科学地指出了损伤分"早、中、后"不同时期，治疗依次为"攻、和、补"三大法，至今通用。

骨伤科内治法是根据临床上外力致伤，或邪毒侵注、痰浊瘀血内停所致的骨关节疾患，由此而产生各种并发症的病理演变和转归为依据而确立。因此，内治法在骨伤科疾患的治疗中是十分重要的一环。《正体类要·序》云："对伤疾的治疗，岂可纯凭手法，而不求之脉理，审其虚实，以施补泻哉。"《外科理例·前序》亦云："治外益内，所谓不揣其本而齐其末。"内治法，无论对皮肉、筋骨或脏腑的损伤，按分期分型辨证使用，以达到祛邪扶正、理气血、调阴阳、和脏腑、壮筋骨等作用。

本集所选之方，都是龚氏三代传人百余年之经验秘效方，亦有一些古方加减化裁之方剂也是临床常用之秘、验方。本集分内服、外用两大类，分别以汤、散、丹、膏、丸、酒等类型表示，供同道参考。

本集所列内治法的经验方，也都是龚氏三代集各家之长，走独创之路，结合本地实际情况，选用简、便、廉、效的中草药组合，临床用之效果良好。实践中不断总结经验教训，取长补短，不断更新，所创之方并非一成不变，保守一法一方，应根据患者的年龄、性别、体质、伤势加减应用。因此，汤剂所用剂量不一一列出。中医的精华是辨证论治，辨证用药，因人施量，所以剂量大小可酌情掌握使用。丸、丹、膏、散剂量当然有所规律，制法依古炮制，不同之处也一一在按语中注明精要之处，以备参考。

骨伤科用药是治疗上的重要方面，对伤病的转机及预后都有很重要的意义，特别是对早、中、晚期都十分重要，不可等闲视之。骨伤科的用药自有各学术流派的独特之处，因地方的不同，也就有不同的地方经验。现抛砖引玉，一孔之见，望同道多多赐教。

## 1. 汤剂（30首）

（1）跌打止痛汤

**组成：** 天胡荽、川芎、地龙、蒲黄、延胡索、飞天蜈蚣、千锤打、川乌、香附、甘草、祖师麻。

**功效：** 活血化瘀，行气止痛。

**适应证：** 一切跌打损伤，疼痛剧烈者。

**用法：** 水煎服，一日3次。会饮酒者，可加酒少许为引，每日1剂。川乌先煎1小时。

（2）醒脑安神汤

**组成：** 龙骨、牡蛎、酒军、远志、石菖蒲、麝香、杭菊、丹参、藁本、蔓荆子、天麻、钩藤。

**功效：** 镇惊安神。

**适应证：** 头颈胸部损伤、嗜睡或烦躁不安者。

**用法：** 水煎服，一日1剂，一日3～5次。麝香兑服，酒军后下。

（3）驱风散寒汤

**组成：** 荆芥、小荷、苏梗、藁本、白芷、防风、大葱、生姜、大枣、甘草、柚树叶、红糖。

**功效：** 发表散寒，驱风除湿。

**适应证：** 一切外伤感寒有表证者。

**用法：** 水煎服，一日1剂，一日3次。

（4）补肾益脑汤

**组成：** 核桃仁、黑芝麻、党参、黄芪、白术、枸杞子、桂圆肉、枣仁、熟地、山萸肉、天麻、茯神、五味子、珍珠母、大枣。

**功效**：补肾益肝，健脑宁心。

**适应证**：头颈部损伤后期肝肾亏损，脑气虚衰者。

**用法**：一日1剂，一日3次，核桃仁兑服。

（5）理气活血汤

**组成**：三七、当归、川芎、红花、丹参、川楝子、乌药、青皮、伸筋草、天麻、蝉蜕、甘草。

**功效**：活血祛瘀，理气升清。

**适应证**：头颈胸部损伤胀闷痛者。

**用法**：一日1剂，一日3次。

（6）宽膈汤

**组成**：桔梗、枳壳、当归、川芎、苏梗、白芷、团葱、大贝、木香、酒军、甘草。

**功效**：宽膈理气，舒筋活络。

**适应证**：胸胁部损伤，呼吸不畅，气滞胀痛。

**用法**：一日1剂，一日3次。

（7）散瘀活血汤

**组成**：刘寄奴、地锦草、竹三七、泽兰、三棱、莪术、穿山甲、血竭、赤芍、乳香、姜黄、见血飞、九香虫、蛇难爬。

**功效**：通窍活血，顺气化瘀。

**适应证**：胸腹部损伤，会阴部损伤及一切跌打损伤瘀血肿胀重证。

**用法**：每日1剂，一日3次，米酒为引。

（8）跌打消肿汤

**组成**：飞天蜈蚣、紫荆皮、见肿消、七叶、一枝花、路路通、泽泻、地骨皮、栀子、前仁、灯心草、甘草、川芎、乳香。

**功效**：消肿止痛，活血化瘀。

**适应证**：骨折、脱位、伤筋早期瘀血肿胀重者。

**用法**：一日 1 剂，一日 3 次。

（9）通腑利淋汤

**组成**：茅草根、牛耳大黄、鸡矢藤、小青草、马鞭草、琥珀、前仁、木通、猪苓、海金沙、甘草、王不留行。

**功效**：行气利腑，活血通淋。

**适应证**：腰背部损伤、肾损伤，会阴部挫伤，大小便不利，或便血者。

**用法**：一日 1 剂，一日 4 次。

（10）通腑逐瘀汤

**组成**：荔枝核、橘核、小茴香、橘络、川芎、红花、酒军、赤芍、玄胡、瞿麦、萹蓄、甘草。

**功效**：顺气活血，止痛祛瘀。

**适应证**：会阴部、泌尿系损伤。

**用法**：一日 1 剂，一日 3 次。

（11）利肾化瘀汤

**组成**：生地、杜仲、茯苓、泽泻、琥珀、桃仁、参三七、火麻仁、瓜蒌仁、酒军、石膏、木通。

**功效**：益肾活血，利腑逐湿。

**适应证**：肾损伤、腰部损伤。

**用法**：一日 1 剂，一日 3 次。琥珀兑服。

（12）跌打复苏汤

**组成：** 天竺黄、石菖蒲、川贝母、远志、琥珀（兑服）、珍珠粉（兑服）、三七 麝香（兑服）、九香虫（兑服）、朱砂（兑服）。

**功效：** 芳香醒脑，活血复苏。

**适应证：** 重度损伤，人事不知者。

**用法：** 水煎服，一日1剂，一日5次。

（13）跌打祛风汤

**组成：** 蜈蚣、全虫、天麻、钩藤、花斑竹、白芷、川芎、赤芍、荆芥、泽泻、前仁、茯苓、甘草。

**功效：** 祛风化邪，活血利气。

**适应证：** 防治破伤风。

**用法：** 水煎服，蜈蚣、全虫兑服，一日3次。

（14）通络伸筋汤

**组成：** 桂枝、木瓜、牛膝、羌活、独活、丹参、三七、川芎、续断、海桐皮、伸筋草、香附。

**功效：** 宣痹通筋，祛风逐湿。

**适应证：** 筋骨损伤的周身疼痛者。

**用法：** 一日1剂，一日3次。

（15）养血安神汤

**组成：** 黄芪、丹参、熟地、当归、天麻、莲米、白芍、枣仁、茯神、柏子仁、桂圆肉、炙甘草。

**功效：** 养心镇惊，补血安神。

**适应证：** 损伤中、后期失眠不安者。

**用法：**一日1剂。

（16）跌打止血汤

**组成：**大藕节、白及、归尾、三七、大黄、地榆、槐花、生地、仙鹤草、血竭、飞天蜈蚣、童便。

**功效：**活血化瘀，凉血止血。

**适应证：**跌打损伤出血。

**用法：**水煎服，一日3次。童便兑服。

（17）跌打除湿汤

**组成：**胡麻仁、虫蜕、防风、苦参、土苓、莪术、苡仁、蛇床子、地肤子、鱼腥草、甘草。

**功效：**利湿祛风，清热润燥。

**适应证：**药物性皮炎。

**用法：**一日1剂，一日3次。还可用药渣煎水外擦洗患处。

（18）化湿止痛汤

**组成：**苡仁、全虫、姜虫、草果仁、厚朴、通草、萹蓄、白芷、边桂、甘草、千年健、乌梢蛇。

**功效：**燥湿化湿，行经止痛。

**适应证：**损伤后寒湿凝滞，骨节酸痛，创伤性关节炎，风湿性关节炎。

**用法：**一日3次，全虫、边桂兑服。

（19）逐水顺气汤

**组成：**大腹皮、茯苓皮、芦荟、泽泻、前仁、青皮、橘络、香附、猪苓、甘草、莱菔子。

**功效：**通调水道，行气逐邪。

适应证：损伤后气滞不畅，小便不利。

用法：一日 3 次，一日 1 剂。

（20）活血强筋汤

组成：丹参、三棱、莪术、当归、生地、骨碎补、五加皮、威灵仙、桑寄生、续断、甘草。

功效：壮筋养血，化瘀祛湿。

适应证：经络受伤，瘀滞酸痛。

用法：一日 3 次，每日 1 剂。

（21）补肾壮骨汤

组成：狗胫骨、羊胫骨、鹿角胶、枸杞子、大枣、黄精、何首乌。

功效：补肝益肾，强筋壮骨。

适应证：骨折迟缓愈合或不愈合者。

用法：同煎，加盐少许，服汤，一日 3 次。

（22）风湿骨痛汤

组成：制马钱子（先煎）、麻黄、茅术、细辛、苡仁、络石藤、海风藤、石楠藤、穿山龙、活马根、桑树根。

功效：祛风除湿，活络止痛。

适应证：陈旧性骨与关节损伤，风湿性或类风湿性关节炎。

用法：2 日 1 剂，一日 3 次。

（23）抗骨质增生汤

组成：鸡血藤、鹿衔草、千年健、白花蛇、猴骨、丹参、木瓜、秦艽、三棱、莪术、川芎、全虫。

功效：舒筋活络，通利关节。

适应证：骨质增生，骨退行性变疼痛者。

**用法**：一日 1 剂，一日 3 次，全虫兑服。

（24）抗骨痨汤

**组成**：沙参、紫菀、百部、白及、白蔹、夏枯草、黄柏、黄精、银柴、胡鳖甲（先煎）、甘草、龟板（兑服）。

**功效**：养阴清虚热，补肾益气血。

**适应证**：骨与关节结核。

**用法**：一日 1 剂，每日 3 次。

（25）解冻结肩汤

**组成**：桂枝、麻黄、附片、桑枝、苡仁、川芎、熟地、首乌、黄芪、千年健、老鹳草、六月寒、甘草、羌活、防己。

**功效**：散寒舒筋，活络温经。

**适应证**：肩关节周围炎、创伤性关节炎。

**用法**：一日 1 剂，一日 3 次，附片先煎 1 小时。

（26）消炎解毒汤

**组成**：银花、连翘、生地、丹皮、黄柏、黄芩、蒲公英、夏枯草、金龟莲、山慈菇、侧耳根、酒军、甘草、泽泻、黄芪。

**功效**：清热除湿，消肿祛瘀。

**适应证**：开放性损伤有感染发热者。

**用法**：一日 1 剂，一日 5 次。

（27）解热消肿汤

**组成**：水牛角（磨汁服）、紫花地丁、三棵针、七叶一枝花、野菊花、牛耳大黄、山慈菇、车前草。

**功效**：凉血解热，消肿解毒。

**适应证**：开放性损伤有感染者。

**用法：**一日 1 剂，一日 5 次。

（28）跌打草药汤

**组成：**飞天蜈蚣、松节、宽筋藤、千锤打、祖师麻、见血飞、扭子七、盘龙七、朱砂七。

**功效：**舒筋活络，化瘀止痛。

**适应证：**骨或软组织损伤新伤。

**用法：**一日 1 剂，一日 3 次。

（29）孕妇跌打汤

**组成：**川断、杜仲、当归、白芍、白术、生地、苏梗、砂仁、山药、丹参、甘草、桑寄生、广木香。

**功效：**安胎顺气，养血镇惊。

**适应证：**孕妇跌仆闪扭伤。

**用法：**一日 1 剂，一日 3 次。

（30）治瘫汤

**组成：**小鸽子 1 只、羊腿骨、狗骨、猴骨、附片、黄芪、桂枝、当归、地龙、党参、杜仲、熟地、牛膝、鹿角片、狗脊。

**功效：**补肝益肾，通经活络。

**适应证：**腰骨损伤，下肢截瘫。

**用法：**一日 1 剂，一日 3 次。附片先煎。


## 2. 丸剂（17 首）

（1）跌打损伤丸

**组成：**千锤打 150g，飞天蜈蚣 200g，竹根七 150g，青木香 100g，大黄 50g，土鳖 50g，地龙 50g，红花 100g，川芎 100g，甘草 20g，伸

筋草 20g，地牯牛 30g。

**制法：**炼蜜为丸，每丸重 10g。

**功效：**活血化瘀，舒筋通络。

**适应证：**跌打损伤。

**用法：**一日 2 次，黄酒送服，或开水送服。

（2）舒筋活血丸

**组成：**蒲黄 50g，生地 100g，苏木 60g，参三七 30g，血竭 20g，牛膝 50g，王不留行 100g，血余炭 50g，甘松 30g，川芎 100g，续断 100g，伸筋草 30g，松节 30g，红花 50g。

**制法：**炼蜜为丸，每丸重 10g。

**功效：**顺气通关，化瘀理筋。

**适应证：**一般跌打后软组织损伤。

**用法：**一日 2 丸，黄酒或开水送服。

（3）活络强筋丸

**组成：**落得打 150g，筋骨草 50g，熟地 100g，当归 100g，龙骨 50g，碎蛇 5 条，杜仲 150g，桂枝 50g，千年健 100g，鳖甲 30g，远志 50g，土鳖 50g。

**制法：**炼蜜为丸，每丸重 10g。

**功效：**活血舒筋，活络通经。

**适应证：**软组织损伤中后期。

**用法：**一日 3 次，黄酒或温开水送服。

（4）接骨丸

**组成：**螃蟹（焙黄）8 个，乌鸡骨 100g，煅自然铜 50g，血竭 20g，甲珠 30g，甜瓜子 100g，骨碎补 150g，猪下巴骨 100g，制马钱子 10g，地龙 50g，麻黄 30g。

**制法**：炼蜜为丸，每丸重 6g。

**功效**：活血祛瘀，强筋补肾。

**适应证**：骨折患者中、后期，骨折迟缓愈合。

**用法**：一日 3 次，黄酒或开水送服。

（5）强筋壮骨丸

**组成**：紫河车一具，何首乌 100g，补骨脂 100g，千年健 50g，甘草 50g，龟板 50g，豹骨 30g，猴骨 100g，狗骨 100g，鹿角胶 50g，三七 30g，黄芪 100g，红参 30g。

**制法**：炼蜜为丸，每丸重 6g。

**功效**：补肝肾，益气血，强筋壮骨。

**适应证**：骨折迟缓愈合或骨不连、骨折、身体虚弱的患者。

**用法**：一日 3 次，黄酒或开水送服。

（6）理气止痛丸

**组成**：玄胡 50g，白胡椒 30g，川芎 150g，青皮 100g，乳香 30g，没药 30g，土鳖 50g，制香附 100g，木香 50g，川楝 50g，威灵仙 50g，制二乌各 10g，白芷 50g，山楂 100g。

**制法**：炼蜜为丸，每丸重 8g。

**功效**：化瘀活血，理气止痛。

**适应证**：用于内伤疼痛，或急性损伤。

**用法**：一日 3 次，黄酒或温开水送服。

（7）跌打大力丸

**组成**：虎骨 30g（如无，可用豹骨 100g 或熊骨 100g 代替），红参 50g，黄精 150g，龟板 100g，桂圆肉 100g，狗腿骨 100g，煅公鸡骨

100g，龙骨 100g，牡蛎 100g，五味子 50g，桂枝 30g，枸杞子 100g。

**制法**：炼蜜为丸，每丸重 10g。

**功效**：滋阴补肾，强筋壮骨。

**适应证**：骨痨、骨痿、骨不连或骨无菌性坏死。

**用法**：一日 2 次，开水送服。

（8）震荡丸

**组成**：天麻 100g，蔓荆子 100g，丹参 100g，钩藤 100g，藁本 100g，川芎 100g，杭菊 100g，砂仁 30g，羌活 30g，白芷 50g，防风 30g，首乌 100g，葛根 50g，酒军 30g，甘草 30g。

**制法**：炼蜜为丸，每丸重 8g。

**功效**：宁神开窍，升清降浊。

**适应证**：头部损伤、脑震伤。

**用法**：一日 3 次，开水送服。

（9）宣痹马钱丸

**组成**：制马钱子 10g，制二乌各 20g，老鹳草 50g，丁公藤 30g，桑枝 50g，豨莶草 50g，活乌根 100g，祖师麻 50g，麻黄 30g，细辛 30g，钻地风 50g。

**制法**：炼蜜为丸，每丸重 10g。

**功效**：祛风逐湿，散寒通络。

**适应证**：损伤性关节炎，风湿性或类风湿性关节炎，中风偏瘫者。

**用法**：一日 2 次，黄酒或开水送服。

（10）活血健胃丸

**组成**：丹参 150g，当归 50g，百草霜 200g，阿胶 200g，三七 50g，白及 150g，藕节 200g，侧柏叶 200g，茅草根 200g，山楂 200g，砂仁

30g，炒麦芽 100g，神曲 100g，鸡内金 100g。

**制法**：炼蜜为丸，每丸重 10g。

**功效**：活血止血，健脾和胃。

**适应证**：跌打损伤后伤口出血不止，脾胃衰弱，食欲不振。

**用法**：一日 3 次，开水送服。

（11）抗骨痨丸

**组成**：党参 100g，黄芪 200g，骨碎补 100g，边桂 50g，麻黄 50g，蜈蚣 30 条，鳖甲 100g，熟地 150g，白芥子 50g，姜炭 50g，甘草 30g，鹿角片 200g，百部 200g，山慈菇 100g，汉防己 50g，浙贝母 100g。

**制法**：炼蜜为丸，每丸重 10g。

**功效**：补气温阳，散寒散结，化瘀软坚。

**适应证**：骨与关节结核，寒性脓肿。

**用法**：一日 3 次，开水送服。

（12）津液丸

**组成**：石硫黄 1000g，朱砂 10g。

**制法**：先将石硫黄在铁锅内加热熔化后，置水缸于炉旁，把石硫黄液用铁勺搅起，将水缸水由一助手用水竹一根在缸内划圆形波浪，将此药均匀滴于水缸内，自然滴成珍珠般丸子，共溶化 49 次，最后 1 次加入朱砂。

**功效**：理气涤痰，化浊消积。

**适应证**：流注，流痰，阴疽，一切痰饮积聚之症。

**用法**：一日 3 次，开水送服，每服 5g。

（13）走马巴豆丸

**组成**：制巴豆壳 50g，丑牛 100g，枳壳 10g，广木香 25g，甘草 10g，滑石、雄黄（为衣）各 5g。

**制法**：炼蜜为丸，每丸重 5g，每服 1 丸。

**功效**：泄毒通络，利气消积。

**适应证**：骨伤或骨疡，形体壮实、积聚、大小便不通之实证。

**用法**：开水送服，中病即停服。

（14）跌打醒消丸

**组成**：麝香 1g，黄精 100g，边桂 10g，乳香 5g，灯心草 10g，朱砂 3g，水黄连 15g，冰片 1g，白胡椒 10g，粳米 50g。

**制法**：炼蜜为丸，每丸重 3g。

**功效**：醒脑开窍，利气提神。

**适应证**：跌打损伤、昏迷不知人事者。

**用法**：每服 1 丸，黄酒或开水送服，清醒后则不再服。

（15）流注内消丸

**组成**：胡黄连 100g，葱花根 100g，煅石决明 100g，穿山甲 50g，蜂房 100g，白僵蚕 100g，龙衣 100g，北黄芪 200g，小麦面 200g，土茯苓 100g。

**制法**：共研细末，麦面为衣，炼蜜为丸，每丸重 10g。

**功效**：化毒消积，补气除瘀。

**适应证**：早期骨髓炎或开放性伤口感染后红肿热痛者。

**用法**：一日 4 次，开水送服。

（16）八生止血丸

**组成**：生栀子 10g，生姜黄 10g，生地黄 10g，生荷叶 20g，生侧柏

20g，生茅草根 30g，生藕节 20g，生白及 10g。

**制法：** 可水煎服；或将生药捣碎取汁服，亦可加大剂量等量炼蜜为丸，朱砂为衣，每丸重 6g。

**功效：** 清热化瘀，活血止血。

**适应证：** 跌打损伤出血，或血热妄行吐血或衄血、便血。

**用法：** 每服 6～12g。日服 3 次，开水送服，中病即止。

（17）补筋壮腰丸

**组成：** 螃蟹 10 只，鲢鱼肚 100g，虎骨 20g，豹骨 50g，猴骨 100g，狗骨 100g，猪下巴骨 100g，海马 30g，海龙 30g，边桂 30g，制马钱子 10g，麻黄 30g，牛膝 100g，杜仲 100g，龟板 100g，枸杞子 100g，补骨脂 100g，川续断 100g，肉苁蓉 100g，鹿衔草 100g，碎蛇 30g，九香虫 30g，菌灵芝 50g。

**制法：** 炼蜜为丸，每丸重 10g。

**功效：** 补肾强身，壮腰健骨。

**适应证：** 腰椎骨折截瘫，或中风后偏瘫，类风湿性关节炎，关节不利。

**用法：** 一日 3 次，黄酒或开水送服。

### 3. 散剂（12 首）

（1）醒脑开通散

**组成：** 三七 10g，麝香 1g，细辛 3g，牙皂 8g，冰片 10g，雄黄 3g，香附 20g，远志 10g，九香虫 10g。

**制法：** 共研成细末，装入瓶内密闭。

**功效：** 醒脑开窍，通关止脱。

**适应证**：外伤性休克。

**用法**：用时将此药吹入鼻内，取嚏即醒。或用开水灌服，醒后停用。

（2）活血消肿散

**组成**：飞天蜈蚣100g，千锤打100g，地龙100g，川芎100g，祖师麻200g，见肿消200g，蒲黄50g，姜黄50g，栀子50g。

**制法**：共研细末。

**功效**：活血化瘀，消肿止痛。

**适应证**：跌打损伤后局部肿胀疼痛者。

**用法**：开水或黄酒送服，每服6～9g。一日3次。热童便送服效更佳。

（3）展筋散

**组成**：桂枝30g，木通30g，伸筋草20g，竹根七50g，落得打50g，路路通50g，见血飞50g，桑寄生50g。

**制法**：共研细末。

**功效**：舒筋活络，行气利节。

**适应证**：伤筋、关节损伤，屈伸不利者。

**用法**：每服6～9g。一日3次，黄酒或开水送服。

（4）除湿宣痹散

**组成**：凤仙子30g，透骨草100g，六月寒100g，松节100g，土茯苓150g，前仁200g，泽泻100g，制二乌各10g。

**制法**：共研细末。

**功效**：驱风除湿，宣痹通络。

**适应证**：损伤性关节炎、风湿性关节炎。

用法：每服 6 ～ 9g。一日 3 次，黄酒或开水送服。

（5）接骨散

**组成：**飞天蜈蚣 100g，接骨木 100g，九香虫 50g，竹节虫 30g，龙骨 100g，牡蛎 100g，自然铜 50g，桂枝 30g，碎蛇 30g，菌灵芝 30g。

**制法：**共研细末。

**功效：**补肾强筋，活血壮骨。

**适应证：**外伤性骨折中后期。

**用法：**一日 2 次，每服 9g。黄酒或开水送服。

（6）宽膈散

**组成：**桔梗 100g，枳实 50g，当归 30g，川芎 50g，苏木 30g，白芷 30g，团葱 50g，瓜蒌壳 100g，大贝 30g，酒军 20g，青皮 30g，郁金 30g。

**制法：**共研细末。

**功效：**宽胸利膈，祛瘀生新。

**适应证：**胸肋部损伤、瘀血、气滞疼痛者。

**用法：**一日 3 次，每次 9g，黄酒或开水送服。

（7）润肠通淋散

**组成：**牛耳大黄 50g，番泻叶 100g，茅草根 100g，火麻仁 50g，当归 20g，桃仁 30g，马鞭草 100g，前仁 50g，猪苓 50g，海金沙 50g。

**制法：**共研细末。

**功效：**润肠通便，利湿化瘀。

**适应证：**腰腹部损伤，会阴部挫伤，血结、大小便秘结者。

**用法：**一日 3 次，每服 6 ～ 10g，开水送服，以利为度，中病即止。

（8）骨刺散

**组成：** 木瓜 50g，川牛膝 100g，鹿衔草 100g，桑寄生 100g，千年健 100g，白花蛇 3 条，乌梢蛇 30g，猴骨 30g，丹参 100g，秦艽 50g，九香虫 30g，黄芪 100g，血竭 10g。

**制法：** 共研细末。

**功效：** 活血通络、舒筋利气。

**适应证：** 骨质增生症，跟骨骨刺足跟痛。

**用法：** 每服 6～9g，一日 3 次。

（9）抗骨痨散

**组成：** 蜂房 200g，党参 200g，紫菀、百部、白及、白蔹各 150g，夏枯草 100g，黄精、黄柏、银柴胡各 100g，蜈蚣 30 条，龟板 50g，甲珠 30g，甘草 30g，山慈菇 100g。

**制法：** 共研细末。

**功效：** 解毒消肿，抗痨壮骨。

**适应证：** 骨与关节结核，骨膜结核。

**用法：** 每服 6g，日服 3 次，用大枣 30g 煎汤送服。

（10）肩凝解痛散

**组成：** 六月寒 150g，活马根 100g，石菖蒲 50g，桑树根 50g，千年健 100g，老鹳草 100g，桂枝 50g，麻黄 50g，黄芪 100g，细辛 30g，白芷 50g，川芎 100g。

**制法：** 共研细末。

**功效：** 温经散寒，舒筋解凝。

**适应证：** 肩关节周围炎，上肢风寒湿痹痛证。

**用法：** 一日 3 次，黄酒或温开水送服，每服 6～9g。

巴蜀名医遗珍系列丛书

（11）消炎解热散

**组成：**鱼腥草 20g，大青叶 200g，水灯心 100g，蒲公英 200g，车前草 100g，淡竹 30g，金银花 100g，野菊花 150g。

**制法：**共研细末。

**功效：**清热解毒，消炎驱邪。

**适应证：**损伤后有外感表邪者或外伤后局部红肿热甚者。

**用法：**每服 10g，一日 4 次，开水送服。

（12）腰痛散

**组成：**羌、独活各 30g，制二乌各 3g，狗骨 50g，土鳖 30g，杜仲 30g，秦艽 30g，地龙 30g，木香 30g，红花 30g。

**制法：**共研细末。

**功效：**活血化瘀，固腰定痛。

**适应证：**腰部闪挫伤疼痛者。

**用法：**每服 6～9g，一日 3 次，黄酒或开水送服。

**按：**散类内服药服用简便，取效迅速，患者易于服用。有条件者，可将本地常用中草药分门别类烘干研末，用时可随证加减，组合应用，效果更加显著。可以比汤剂更加方便，药物有效成分更利于发挥。其剂量可根据性别、年龄、伤势及新伤或陈伤大小适当掌握用量，不宜过大超量，孕妇、小孩用药更要慎重小心。


### 4. 膏剂（5首）

内服膏类药剂，大多数是滋补之品。因为膏剂炮制工艺太繁杂，因此一般应用不多。多用于伤疡的康复期，其疗效还是优良的，尽管现在中药复方制剂又发展了冲剂、片剂、针剂，而膏类药剂还是一个独特剂型，制作精良，服用方便，易于吸收。从古至今还是受到医家及患者的重视与应用。

（1）理气活血膏

**组成**：檀香 30g，广木香 50g，沉香 10g，丁香 30g，厚朴 30g，枳壳 50g，橘叶 30g，虎杖 100g，当归 50g，川芎 150g，红花 50g，桃仁 50g，丝瓜络 100g，九香虫 50g。

**制法**：依古炮制成膏剂。

**功效**：祛瘀生新，畅气活血。

**适应证**：骨与关节损伤早期肿痛者及软组织损伤成血瘀证。

**用法**：每日服用 3 次，每次 1 汤匙，约 20g，黄酒或开水送服。

（2）软坚散结膏

**组成**：黄药子 30g，海蛤粉 30g，急性子 50g，猫爪草 50g，制南星 30g，浙贝母 50g，山慈菇 50g，全瓜蒌 100g，三头尖 20g，穿山甲 30g，鳖甲 50g，萆薢 50g。

**制法**：依古炮制成膏剂。

**功效**：通经活络，软坚散结。

**适应证**：骨与关节损伤，软组织损伤中期，关节屈伸不利，功能障碍。

**用法**：一日 3 次，每次一汤匙，约 20g，黄酒或开水送服。

（3）接骨膏

**组成**：鹿角 100g，水蛭 30g，地龙 100g，土狗 50g，钻地风 50g，边桂 30g，仙灵脾 100g，仙茅 100g，补骨脂 100g，枸杞 100g，女贞子 100g，桑椹子 200g，太子参 200g。

**制法**：依古炮制成膏剂。

巴蜀名医遗珍系列丛书

功效：补肝益肾，强筋壮骨。

适应证：骨折后期，骨折迟缓愈合或骨不连者。

用法：每次服30g，一日3次，黄酒或开水送服。

（4）健脾膏

组成：鸡内金50g，莲米100g，炒扁豆100g，泡参200g，白术50g，茯苓100g，天花粉50g，怀山药100g，龙眼肉100g，姜炭30g，甘草30g，山楂100g，侧耳根150g，芡实100g，香菇30g，通江银耳30g。

制法：依古炮制成膏剂，装瓦罐保存。

功效：和胃健脾，补中益气。

适应证：新旧损伤患者脾胃虚弱，食欲不振，胃纳不佳者，亦可用于慢性胃炎。

用法：一日3次，每次服20g，饭前开水送服。

（5）养身金不换膏

组成：龟板50g，鸽子1只，小红公鸡肝1具，乌鸡骨50g，熟地50g，天冬50g，玉竹50g，鳖甲50g，通江银耳100g，何首乌100g，山黄肉100g，枸杞100g，龙眼肉100g，黄精100g，淫羊藿100g，高丽参30g。

制法：依古炮制成膏剂。

功效：滋阴补阳，延年益寿。

适应证：外伤后身体衰弱的中老年患者，又可用于养身益寿调补。

用法：一日3次，每次20g，用蜂蜜糖开水兑服。用于养身益寿者，还可早晨用此膏20g，加鸡蛋一个共同混匀，加蜂蜜糖或冰糖蒸服，每日1次，效果更佳。

## 5. 酒剂（9首）

我国地大物博，也是酒的产地之一。巴山蜀水更是名酒的故乡，酒乡酒城星罗棋布，闻名于世，以酒防病治病，古已有之。酒在外科、骨科更是一种常用剂型。古今中外，用酒之多，不胜枚举。而内服药酒，至今受到各界人士的喜爱。药酒防病治病的疗效也是我们传统治疗学中一朵奇葩，异常芬芳。独到之处，令人心旷神怡，酒不醉人人自醉，药到病除保安康。然酒有利有弊，古代文献早有记载，因为内服药酒，一定要精确辨证施治，因人施治，不可乱投以药酒，以免害人损身，后患无穷。小孩、孕妇、体弱年老人，不善饮酒者更要禁忌，不能施以药酒。要严格掌握药酒的适应证及剂量，才能恰到好处，治病救人。

（1）跌打酒

**组成**：飞天蜈蚣 30g，千锤打 30g，天胡荽 30g，祖师麻 20g，竹根七 30g，地牯牛 30g，川芎 30g，蒲黄 20g，鬼箭羽 20g，石见穿 20g，铁树叶 20g，凌霄花 20g，平地木 20g，水杨梅 20g，石上柏 20g，高粱酒 3000g。

**制法**：密封浸泡 7 天后备用。

**功效**：行气止痛，活血化瘀。

**适应证**：跌打损伤。

**用法**：每次服 20g，一日 3 次，饭后服。

（2）追风酒

**组成**：两面针 30g，王不留行 30g，制马钱子 5g，丁公藤 30g，海风藤 30g，络石藤 30g，豹骨 30g，白花蛇 30g，白茄根 30g，穿山龙 30g，榕树须 30g，木瓜 30g，桑树根 30g，祖师麻 30g，高粱酒

3000g。

**制法**：密封浸泡 7 天后备用。

**功效**：追风驱湿，散寒通络。

**适应证**：风湿痛，损伤性关节炎，风湿性或类风湿性关节炎，骨质增生偏于风寒湿证。

**用法**：一日 3 次，每次服 20g，饭后服。

（3）开胃健脾酒

**组成**：焦三仙 30g，香菇 30g，党参 30g，焦白术 30g，云茯苓 30g，广木香 20g，砂仁 10g，白豆蔻 10g，苡仁 50g，怀山药 30g，鸡内金 30g，炒莱菔子 30g，芡实 30g，龙眼肉 30g，通江银耳 30g，红枣 30g，黄酒 200g，广柑酒 2000g。

**制法**：密封浸泡 7 天后备用。

**功效**：开胃健脾、芳香化湿。

**适应证**：脾胃虚弱，食欲不振，胃纳不佳，气滞不舒证。

**用法**：每次服 30g，一日 3 次，可以佐餐服用，促进食欲，增加精神。

（4）舒筋活血酒

**组成**：紫荆皮 30g，皂角刺 30g，三七 30g，人中白 20g，丹参 50g，当归 30g，川芎 30g，三棱 30g，莪术 30g，木瓜 30g，牛膝 30g，土鳖 30g，续断 30g，生地 30g，五加皮 30g，桑寄生 30g，龙涎香 5g，高粱酒 3000g。

**制法**：密封浸泡 7 天后备用。

**功效**：活血化瘀，舒筋通络。

**适应证**：骨与关节损伤，软组织损伤早、中期，瘀滞疼痛。

**用法：**一日 3 次，每次 20g，饭后服。

（5）强筋壮骨酒

**组成：**虎骨 30g，豹骨 50g，猴骨 50g，熊骨 50g，鹿角胶 50g，枸杞子 50g，熟地 100g，大枣 50g，黄精 100g，何首乌 100g，千年健 100g，公羊肾 1 对，公羊卵子 1 对，续断 50g，五加皮 50g，杜仲 50g，骨碎补 50g，高粱酒 5000g。

**制法：**密封浸泡 7 天后备用。

**功效：**培补肝肾，强筋壮骨。

**适应证：**骨折后期骨不连或迟缓愈合、骨无菌性坏死。

**用法：**一日 3 次，每次服 20g。

（6）抗骨刺酒

**组成：**六月寒 100g，活马根 100g，石菖蒲 30g，桑树根 100g，边桂 50g，木瓜 100g，牛膝 100g，鹿衔草 100g，白花蛇 3 条，乌梢蛇 30g，猴骨 30g，九香虫 100g，黄芪 150g，血竭 10g，千年健 100g，高粱酒 3000g。

**制法：**密封浸泡 7 天后备用。

**功效：**活血通络，顺气舒筋。

**适应证：**骨质增生症，肥大性脊柱炎。

**用法：**一日 3 次，每次服 20g。

（7）活动强身酒

**组成：**海龙 30g，海马 30g，虎骨 20g，豹骨 30g，白花蛇 2 条，狗骨 30g，猴骨 30g，螃蟹 3 个，山羊肾 1 对，鹿茸 3g，龟胶 30g，鳖甲 30g，地龙 30g，珊瑚 20g，龙骨 30g，牡蛎 30g，麝香 1g，蛤蚧 1 对，蜗牛 20g，碎蛇 20g，全虫 20g，姜虫 30g，九香虫 30g，高粱酒

5000g。

**制法：**密封浸泡 7 天后备用。

**功效：**强筋壮骨，补肾养血。

**适应证：**骨痿、骨软、骨折迟缓愈合或骨不连者，中老年骨质疏松症。

**用法：**一日 3 次，每次服 20g。如用于中老年人养身补身者，可用黄酒 2500g，广柑酒 2500g，密封浸泡服用，中午及晚上进餐时服用 20g，佐餐。有强身活血、荣筋壮骨之功效。此药酒全部采用动物类精华药物，故有舒筋壮骨，补益强身的独特功效。

（8）利水消积酒

**组成：**黄芪 30g，桂枝 15g，猪苓 50g，泽泻 50g，茯苓皮 50g，赤小豆 30g，汉防己 30g，萆薢 30g，丹参 50g，大黄 30g，路路通 30g，苡仁 100g，地龙 30g，乌梢蛇 50g，前仁 50g，广柑酒 3000g。

**制法：**密封浸泡 7 天后备用。

**功效：**行气活血，利水消积。

**适应证：**关节腔积液，腱鞘炎，腱鞘囊肿，头皮下血肿。

**用法：**一日 2 次，每次服 20g，饭后服。

（9）飞龙五鞭酒

**组成：**活乌梢蛇 1 条，牛鞭 1 条，马鞭 1 条，虎鞭 1 条，鹿鞭 1 条，红参 30g，黄芪 100g，大枣 30g，枸杞子 50g，龙眼肉 59g，冰糖 200g，高粱酒 3000g。

**制法：**密封浸泡 7 天后备用。

**注：**如无虎鞭、鹿鞭，可用狗鞭、羊鞭、猴鞭各 2 条代用。

**功效：**益气生血，大补肾阳。

**适应证：**风湿痹证、肾虚骨软痿麻木不仁及老年人肾虚体衰者皆可服用。骨不连或骨折迟缓愈合亦可服用。

**用法：**一日 3 次，每次服 20g。有外感表证及其他杂病者禁服。服此汤剂，应在服发表散寒、清利湿热剂后方可服用。

**按：**①黄酒，即是米酒。性味甘辛、辛温。酒精度数较低。现代药理研究，此黄酒还含有各种营养成分，少量饮用及作为调料使用，有益于开胃健脾，有益于健康。②高粱酒：性味甘辛，辛温，适量泡药酒饮用，有祛寒气、通血脉、行药势等兴奋作用。小孩、孕妇、体弱者禁用，老年人少用为宜。③广柑酒：性味甘辛温，为果酒，有开胃健脾之作用。泡酒适量饮之，顺气开胃，佐餐效果较佳。

# 二、外治法秘验方

《灵枢》云："骨为干，脉为营，筋为刚，肉为墙。"人体以骨骼为支干，以脉营运气血，以筋的刚劲有力约束和运动骨骼，肌肉为肌体坚强的护卫墙壁，以关节为枢纽，以肌肉、肌腱为刚强的动力，能使人体进行各种活动。人体受伤后，轻者损其皮肉，重者累及筋骨脏腑，甚者危及生命。因此，无论其伤势之大小深浅如何，大多数患者均要出现局部的损伤，因此要进行局部的处理。骨科的外治法是指对伤症局部进行治疗的方法。在骨科的治疗中有相当重要的地位。从古到今，发展很快，方法较多，至今效果良好，剂型改革也有较大的发展，为中医外治法的一种独特有效方法。

《史记·扁鹊仓公列传》云："上古之时，医有俞跗，治病不以汤液、醴酒、镵石、跷引，按抚、毒熨、一拔见病之应，因五脏之输，乃割皮解肌，诀脉结筋。"（镵石即砭石）表明我国早在远古时代就已能应用砭石刺病和包扎、切割、排脓等外科技术治疗创伤和疾病。周代《周礼·天官》云："疡医下士八人，掌肿疡、溃疡、金疡、折疡之祝药刮杀之齐。"（金疡即兵器伤，折疡即骨关节损伤，祝药、刮杀之齐即外敷药物，刮去液血、治疗腐肉的意思）。明确说明当时用外治法治疗伤病已列入医生的职责范畴。《素问·至真要大论》云："内者内治，外者外治……从内之外而盛于外者，先调其内，而后治其外；从外之内而盛于内者，先治其外而后调其内。"《素问·标本病传论》云："间者并列，甚者独列。"这些明确的观点使后世对骨伤病外治有了遵循的法则。《素问·至真要大论》云："坚者削之，散者收之，薄者劫之，摩浴之，开之发之，适事为故。""薄"，含有外敷之意；劫之，即强夺也。浴之，发之，即有淋熨宣发之意。说明了敷贴、药熨、熏淋、洗涤等外治法当时已广泛应用。到了两晋隋唐时代，骨伤科外治方式已广泛多样，如《肘后备急方》载有针灸、敷贴、涂擦以及竹筒吸脓等治伤的方法和方药；《仙授理伤续断秘方》介绍了骨关节损伤的外治手法和敷扎固定的步骤，以及洗伤、熏伤、敷伤的方药；《诸病源候论》卷三十六则叙述了汤、熨、针石治伤的方法和适应证；《千金翼方》卷三十四中介绍了热葱"渍"伤方法等。其后，随着时代的发展，骨伤科外治的方法更加丰富多彩。如《太平圣惠方》《圣济总录》《世医得效方》《普济方》《医宗金鉴》《医林改错》等书在总结历代医籍和收集民间经验的基础上，把各种伤病的治法及方药都做了比较系统的整理。其中，许多外治方法都是经得起验证、行之有效的。有不少方药如膏、丹、丸、散，一直为后世所应用，闻名于世。清代吴师机著《理瀹骈文》云："外治之理即内治之理，外治之药即内治之药，所异者法耳。"近代出于对中医中药研究的不断发展，所以对药物熏淋、敷贴、掺药、涂擦、热熨、洗涤等方药的组成和剂型也有所改革，复位、牵引、针灸、固定等外治方法和手段也不断改进。

骨伤科外治，主要是通过调和气血、平衡阴阳、疏通经络、散郁导滞、祛瘀止痛等作用以达到完善治疗的效果。如《诸病源候论》卷三十六云："夫腕伤重者，为断皮肉骨髓，伤筋脉，皆是卒然致损，故血气隔绝，不能周荣，所以须善系缚、按摩导引、令其血气复也。"《普济方·折伤门》云："若因伤折，内动经络，血行之道不得宣通，瘀积则为肿为痛，治宜除去恶瘀，使气血流通，则可以伤定也。凡打仆损伤或他物所击或乘高坠下，致伤手足腰背等处……须外用敷贴之药，散其血，止其痛，内则用花蕊石散之类化其瘀血，然后旋旋调理……"

骨伤科药物外治方法较多，常用的有敷贴、撒掺、洗涤、熏淋、药线、热熨、药罐等。下面仅将其理法作一简介。

## （一）常用外治八法

### 1. 敷贴法

敷贴法是指将药制成软膏药或硬膏药，贴敷于损伤局部的一种外治法。《灵枢·痈疽》云"其化为脓者，泻则合豕膏"，是指用猪油制成的药膏外治化脓性的疾病。1931年出土的《居延汉简》中记录了汉代军医，以膏药为主治疗各种损伤的方法和方药。可见，我国早在秦汉时代应用敷贴治伤已很普及。其后，历代有关伤科的医籍对敷贴均有所记载。近代，随着医学的发展，敷贴的剂型和方法均有不断改进，如将敷贴药制成胶布或做离子导入理疗等，各国均已采用。

将药物制剂敷贴在损伤局部，能使药力直达其所及长驱直入直接发挥作用，因而可以收到良好的治疗效果。《普济方·折伤门》云："治疗之法，须外用敷贴之药，散其血，止其痛。"《医学入门》卷七云："敷围内外夹攻，药气相通为妙。"

敷贴法之常用剂型有药膏和膏药两种。

（1）药膏：即软膏，是将药物碾成细末，然后用饴糖、凡士林、豕脂、羊脂、油蜡等作基质，混合调拌均匀煎熬后制成软膏备用。也可用水、酒、蜂蜜、香油或醋等将药末调拌成糊状，加热后直接敷贴。根据药物作用可分为如下几类：

①消瘀退肿止痛：用于骨伤、筋伤初期肿胀疼痛者。

②舒筋活血：用于筋肉扭伤、肿痛逐步减轻者。

③接骨续筋：适用于骨折、脱位已整复，位置良好，肿痛伤消退的中期患者。

④清热解毒：用于局部感染红、肿、热、痛者。

⑤去腐生肌：用于未愈创口或开放性骨折感染。

⑥温经散寒：用于陈旧性损伤日久，复因风寒湿邪所客，痒痛不舒，关节不利者。

（2）膏药：即硬膏。是将药物碾成细末，然后配合香油（芝麻油）或菜油、桐油、黄丹、蜂蜡等基质熬炼制成。这是中医外用药物中的一种特有传统剂型。早在南北朝时代，《肘后备急方》中就有吴萸膏药煎制法的记载。膏药遇热则软化而具有黏性，能粘贴在患处，应用方便，药效持久，便于收藏携带，经济节约。根据药物作用可分几类：

①祛瘀止痛：用于损伤肿痛者。

②祛风除湿：用于损伤后兼有风湿痒痛者。

③温经散寒：用于损伤后经络阻塞，关节冷痛不舒者。

④活血祛瘀软坚：用于气血凝滞，筋膜粘连的陈旧性损伤者。

⑤去腐拔毒：用于伤口感染或浅表的溃疡。

### 2. 撒掺法

撒掺法即外用散剂，是将药物研成细小粉末。使用时，把药末直接撒掺在患处，或掺在膏药上或软膏上敷贴患部。《仙授理伤续断秘方》《世医得效方》《普济方》等都记载了许多掺药治伤的方药，为传统外治法之一。常用的有下列几种：

（1）止血收口：用于表浅伤。

（2）生肌长肉：用于各种类型的脓性分泌物较少的创面。

（3）祛腐拔毒：用于创面腐肉未去或肉芽过长。

（4）温经散寒：用于局部寒湿停滞、气血凝滞瘀痛者。

（5）清凉散风：用于创伤局部煅热而肿者，或早期皮肉损伤有表浅溃疡者。

（6）祛痛散毒：用于损伤局部瘀毒结聚肿痛。此类药可引起局部药物性皮炎，使用时应特别注意观察，早期发现，停药后换用其他针对性药物。


### 3. 涂擦法

涂擦法是将药物制成液状散剂，直接涂擦或配合施行理伤手法用于患部的一种外治法。《素问·血气形志》云："经络不通，病生于不仁，治之以按摩醪药。"醪药，是指用来配合按摩手法而涂擦的药酒。1972年，我国考古学者发现的汉代《武威汉代医篇》中也有"千金膏涂之"治疗创伤的记载。

涂擦药剂的作用有两方面：

（1）药效为行气活血、祛风逐寒、消肿通络止痛，用于无创伤伤口者。

（2）药效为解毒收敛生肌药，用于创伤有局部伤口者，具有防治伤口感染扩散、收敛伤口作用。

当代常用的涂擦制剂有三类：

（1）酒剂：是将药物放置在乙醇溶液或白酒中浸泡，经一段时间浸泡后过滤去渣即可用。也可在酒剂中加入适量醋。酒剂多用于闭合性损伤或陈宿性旧患，有活血止痛、舒筋活络、祛风散寒、畅通血脉等作用。

（2）油剂：用香油、花生油或菜油等把药物熬煎去渣制成，油剂也可加黄、白蜡而成油膏。用于治疗跌打损伤和理筋手法时局部涂擦，小的创面伤口抹药。有舒通经脉、滋润肌肤的作用，药性较持久。

（3）水剂：是将药物制成水溶剂，涂擦伤口或湿敷。多用于治疗早期伤口感染，药性易于吸收而取效甚捷。

### 4. 洗涤法

洗涤法，是用药物煎成的汤液或盐水等冲洗伤口创面的一种外治法。源于《素问·至真要大论》："薄之劫之，浴之发之。""浴"即含有外洗之意，"发"即发散。早在晋代葛洪著《肘后备急方》卷八就有"有诸疡，先以盐汤洗"的论述。《圣济总录》指出，洗涤可以"疏其汗孔，宣导外邪"。唐代蔺道人著《仙授理伤续断秘方》也指出，治疗骨伤须"一煎水洗，二相度损外"。后世医家常采用此法外治。

选用清热解毒的药物煎汤洗涤患处，能达到清创伤口、预防感染的效果。选用去腐生新的药物煎汤洗涤患部，能使已感染伤口的坏死组织脱落，促进肉芽组织及上皮组织增生，促进伤口愈合，因此本法多用于开放性损伤。

洗涤法的操作，是将煎好的药液过滤后冲洗患部，并同时用消毒棉球或纱布拭洗局部，以加强洗涤效果。

### 5. 热熨法

热熨法是将药物加热后用布袋装好，熨贴于损伤局部的一种外治法。《素问·调经论》云："病在骨，焠针药熨。"这里所论的药熨即热熨。《圣济总录·打仆损伤》中有"凡伤折有轻重浅深之异，治法亦有服食淋熨贴熁之殊"的论述。《普济方·折伤门》也有类似用"芫花粗散熨方治伤折瘀血不散"等的记载。此法在近代骨伤科临床上也常运用。

热熨的作用：一方面是借火气之热力来温通经络、调和血脉。《灵枢·刺节真邪》云："必先熨，调和其经……火气已通，血脉乃行。"能使局部消瘀消肿，活血止痛。另一方面是温通散寒药物加热后，起辛温通络、温通祛寒、行气止痛的作用，而使损伤日久、瘀血凝滞者的肿胀消退，疼痛减轻，肌肉关节活动灵利，而热力和药物的作用又是相辅相成、相得益彰的。

热熨可按不同的作用采用不同的剂型，多选用温经祛寒、行气止痛、活血舒筋类药物。按其剂型及使用情况的不同，常用下列几种方式：

（1）临时加热：选择具有温经散寒、行气止痛作用的现存粗粉状散剂或颗粒状的种子药物，如吴茱萸等放在锅里炒热，或用布袋裹好蒸热后使用。用于治疗各种风寒湿型筋骨痹痛、腹胀痛、尿潴留等。

（2）备用制剂：把药物制成一定剂型，加入适量的醋，使之自然发热即可使用。具有祛风散寒止痛作用，用于治疗慢性腰腿痛、风湿性关节痛等痹证。

（3）电热贴熨：是现代发展的治疗方法，将药物研成细末，加上适量的酒或醋后熨贴患处，再接上低压电流加热则更易发挥药效，适用于治疗骨与关节损伤中、后期者。

## 6. 熏洗法

熏洗法，是将药物放在水、酒或桐油中煎煮后，产生大量蒸气，乘热在患部进行熏蒸和洗涤的一种外治法。《素问·阴阳应象大论》："其有邪者，渍形以为汗。"渍形，就是热汤熏洗治疡的方法。《伤寒论》云："阳气怫郁在表，当解之熏之。"《圣济总录》指明熏洗法可以"疏其汗孔、宣导外邪"。《肘后备急方》有烧青布熏虎爪牙伤的记载。《仙授理伤续断秘方》主张"煎水洗"和"热药水洗"患部，并有三条洗药方。元代齐德之《外科精要》卷上论述了"以棉帛或新棉蘸药水，稍热榻其处，渐之喜榻淋浴之，稍凉则急令再摸"的方法。明清时代，本法又有所发展。《普济方·治诸伤折淋熨贴熁》记述了消瘀止痛、舒经活络以及治疗开放性骨折伤口等各种损伤的治法和方药。并明确强调应用熏洗法要"明伤折之本末"而辨证施治。《医宗金鉴·正骨心法要旨》等还比较详细具体地论述了熏洗治伤的方法和方药。当代，本法在治疗损伤的临床上广为应用，效果优良。

熏洗疗法是先将药物加水或酒、桐油、醋煎煮，把药液置于铁锅中，然后用液蒸腾之气乘热熏蒸患部，待热度适中时（以手指可伸进药液中为度）再反复熏洗之，冷了又加热，注意水温，勿烫伤皮肤。通过药物的温热作用，促进局部和周身的气血流通而舒松关节筋肉，并能舒通经络，具有行气止痛和舒通腠理、解毒消肿的功效。按使用药物的不同，熏洗药常用的有下列几类：

（1）解毒收敛：用于损伤后引起局部邪毒感染者。

（2）活血止痛：用于新伤局部瘀血积聚肿胀疼痛、功能活动障碍者。

（3）温经通络：常用于骨、关节损伤后期，风寒湿痹症、关节僵硬、肌肉萎缩、功能障碍者，力专效宏，善起沉疴痼疾。

### 7. 药条法

药条法，是将丹药制成条状的外用药剂型，《太平圣惠方》卷六十一云："治诸痛肿疮及冷瘘不干，宜用长肉合疮口神验散方……如疮口深，作纸子行药入疮肉，肉从里长，出到疮口合之。"纸子，就是药条的古称。

现代药条常用桑皮、纱条或棉纱捻成细圆形条状，外粘或内裹具有拔毒去腐的外用药，如白降丹、红升丹等制成药条，具有腐蚀瘘管壁和引流脓液的作用，用于附骨痈疽、流注及骨痨形成瘘管者。用时将药条插入瘘管底，长度视瘘管深度而定，2～3天更换一次。因为白降丹与红升丹均含有水银，在应用时要防止汞中毒，中病即止，不可乱用。当代学者研究了不用水银等汞制剂药条，使毒副作用大大降低，是临床骨科治疗的一个新途径，值得进一步研究应用。

### 8. 药罐法

药罐法，来源于火罐法，又称吸筒法、吸杯法。这是以罐为工具，将药酒条点燃放入，利用热力排除罐内空气，造成负压，使罐吸附于体表，引起局部充血或瘀血而达到治疗伤病的一种常用外治法。

《肘后备急方》卷七有竹筒吸毒的论述，《外台秘要》卷十三云："取三指大青竹筒长寸半，一头留节，无节头削令薄似箭，煮此筒数沸，及热出筒，笼墨点处，按之良久……当出黄白赤水，没有脓出，亦有虫出者……"清·赵学敏著《本草纲目拾目》卷二云："火罐，江右及闽中皆有之，系窑户所烧售，小如人大指腹大，两夹微狭……以小纸烧见焰，投入罐中，即将罐合于患处……罐得火气合于肉即牢而不脱……少顷，火力尽则自脱落，肉上起红晕，罐中有火气出。"十分明确地指出了火罐法。现在多采用铜罐、陶罐、玻璃罐和竹筒罐，大小各异，按伤势、患者的年龄大小而应用，拔穴位或以痛为腧，临床上多以阿是穴为主，以药物加入为佳。

药罐法治疗作用快速，它可使局部血液循环加快，新陈代谢旺盛，从而使气血流通，伤病部位的筋脉舒畅，肿胀消退，疼痛减轻，肢体轻灵活动等。因此，药罐法多用于治疗软组织损伤，肌肉、关节劳损，一般痛症以及骨关节损伤后期。临床上常用此外治法。

此外，还有手法复位、针拨复位、牵引、针灸、固定患肢、功能锻炼等法。因为不属于本书论述的重点，故不再述。

龚氏三代人百年来也学习祖先的宝贵经验，在骨伤科临床总结中多采用以上八法，也有一些临床行之有效的秘验外治法方，为了不重复及便于同道参考，笔者就不按以上八法一一排列方药，仅以临床上常用的酒、散、丹、膏、油、药罐类型记述，其适应证及用法一目了然，便于应用，现记述如下。


**（二）秘验方**

**1. 外用酒剂（6 首）**

（1）洗手丹药酒

**组成：**制马钱子 30g，制二乌各 20g，斑蝥 10g，红娘子 10g，田七 30g，川芎 30g，红花 30g，栀子 30g，姜黄 30g，大黄 30g，千锤打 30g，飞天蜈蚣 30g，磨三转 10g，乳香 20g，没药 20g，血竭 10g，60%酒精 3000mL。

**制法**：密封浸泡 7 天后备用。

**功效**：活血化瘀，消肿止痛。

**适应证**：软组织损伤，骨折及关节脱位早期；爱运动者练功前后使用，可防劳损，故俗称"洗手丹"药酒。

**用法**：将药酒适量外擦患处，亦可配合按摩手法，有伤口者不能用。

（2）活血酒

**组成**：生地 50g，当归 50g，川芎 30g，赤芍 30g，泽兰 30g，白芷 30g，伸筋草 20g，苏木 30g，蒲黄 30g，五灵脂 30g，刘寄奴 30g，桃仁 30g，竹三七 30g，三棱 30g，莪术 30g，丹参 50g，落得打 30g，郁金 30g，香附 30g，55%酒精 3000mL。

**制法**：密封浸泡 7 天后备用。

**功效**：疏筋活血，行气化瘀。

**适应证**：软组织损伤、骨与关节损伤见血肿明显者。

**用法**：外擦患处，一日 1～3 次。受伤超过 24 小时后，此药酒加温后外擦患处，效果更佳。

（3）风湿骨痛酒

**组成**：白附子 30g，白花蛇 2 条，乌梢蛇 50g，羌、独活各 30g，麻黄 30g，桂枝 30g，细辛 20g，豹骨 30g，木瓜 30g，牛膝 30g，苍术 50g，五加皮 30g，威灵仙 30g，海桐皮 30g，六月寒 50g，海风藤 50g，苡仁 50g，二乌各 20g，全虫 30g，姜虫 30g，55%酒精 3000mL。

**制法**：密闭浸泡 7 天后备用。

**功效**：祛风除湿，散风通络。

**适应证**：风湿痹证，陈旧性损伤后肢体麻木酸痛者。

**用法：**药酒加热至沸，外洗患处。

（4）舒筋药酒

**组成：**儿茶30g，冰片20g，樟脑20g，茴香30g，生半夏30g，生南星30g，伸筋草10g，生地50g，75%酒精2000mL。

**制法：**密封浸泡7天后备用。

**功效：**舒筋活血，行气止痛。

**适应证：**筋络陈旧性损伤挛缩，筋骨酸痛，风湿麻木，一般软组织扭挫伤肿痛。

**用法：**用药酒外涂擦伤处，用手法揉擦。

（5）皮疹药酒

**组成：**苍术30g，黄柏50g，乌梅50g，蛇床子50g，地肤子50g，白鲜皮50g，蛇蜕1张，蝉蜕50g，榔片30g，鹤虱30g，白及30g，百部30g，大枫子30g，黄连30g，上等特醋1500g，50%酒精2500g。

**制法：**将药打成粗粉末入酒醋内，密闭浸泡7天后备用。

**功效：**消风祛湿，杀虫止痒。

**适应证：**因外用药过敏引起药物性皮炎者。

**用法：**每日用消毒棉球蘸药酒在患处涂擦，一日2～3次。

（6）软坚散结酒

**组成：**藤黄30g，三棱100g，莪术100g，昆布100g，海藻100g，大贝母50g，荔枝核50g，橘核50g，生南星30g，生半夏50g，血通50g，穿山甲30g，丁香30g，柿蒂50g，巴豆20g，50%酒精2500g，上等特醋2500g。

**制法：**将药打成粗粉末装入酒醋中，密封浸泡7天后备用。

**功效：**通利关节，软坚散结。

**适应证**：骨与关节陈旧性损伤性关节炎、肩周炎、骨化性肌炎、软组织损伤后粘连硬结、关节活动功能障碍后遗症。

**用法**：用棉球将药酒涂上擦患处，用手法按摩，一日 2～3 次。

**2. 外用散剂**

（1）消肿散

**组成**：飞天蜈蚣 5000g，生地 500g。

**制法**：将上药共研细末备用。

**功效**：活血逐瘀，消肿止痛。

**适应证**：骨折及脱位的早期，一切跌打扭挫伤，肌肉及韧带损伤，局部瘀肿者。

**用法**：用凡士林、酒、水各半调敷患处，新伤 24 小时用冷敷，超过 24 小时加热调敷。

（2）跌打定痛散

**组成**：生大黄 500g，蒲公英 500g，见肿消 500g，透骨消 500g，散血草 500g，马钱子 30g，乳香 50g，没药 50g，冰片 30g。

**制法**：将上药共研细末备用。

**功效**：祛瘀生新，活血止痛。

**适应证**：一切损伤、挫闪伤，局部瘀肿者；骨折及脱位早期血肿明显者。

**用法**：用凡士林、酒、水各半调敷患处。损伤一天内冷敷，超过一天加热调敷患处。

（3）活血散

**组成**：当归 500g，红花 100g，赤芍 300g，薄荷 200g，桃仁 200g，

大黄 500g，川芎 300g，姜黄 300g，生地 200g，丹参 300g，栀子 200g。

**制法：**将上药共研细末备用。

**功效：**舒筋通络，活血化瘀。

**适应证：**骨与关节损伤中期，软组织损伤，血运不良，筋络阻滞，功能活动障碍，气郁不畅之证。

**用法：**用凡士林或蜂蜜、酒、水各半，加热调敷患处。

（4）舒活散

**组成：**六月寒 1000g，二乌各 30g，当归 100g，苍术 100g，细辛 50g，甘松 100g，苏木 100g。

**制法：**将上药共研细末备用。

**功效：**舒筋散寒，行气活血。

**适应证：**陈旧性骨与关节损伤、陈旧性软组织损伤、损伤性关节炎、风湿性关节炎、类风湿性关节炎等气滞血瘀，寒凝经络痹证。

**用法：**用凡士林或蜂蜜及 50% 酒精，加热调敷患处。

（5）金黄如意散

**组成：**大黄 100g，姜黄 100g，黄柏 100g，花粉 200g，枳实 200g，厚朴 100g，白及 200g，白蔹 100g，赤芍 100g，赤小豆 100g，苍术 100g，白芷 100g，文蛤 100g，芙蓉叶 200g。

**制法：**共研细末备用。

**功效：**清热解毒，消肿散结。

**适应证：**创口初期感染红肿热痛、一般炎症、阴性疮疡。

**用法：**用凡士林或蜂蜜、水、酒各半，加热调敷患处，一日 1 次或间日 1 次。

（6）大清凉散

**组成：**滑石200g，薄荷100g，甘草50g，青黛200g，大青叶100g，板蓝根100g。

**制法：**共研细末备用。

**功效：**解毒凉血，消肿止痛。

**适应证：**创伤初期伤口感染、局部红肿热痛、一切阳性炎症者。

**用法：**用淘米水加凡士林或蜂蜜调敷患处，一日1次。

（7）消枯散

**组成：**夏枯草500g，防己100g，白及200g，百部200g，黄柏200g，连翘200g，山慈菇200g，金龟莲200g。

**制法：**共研细末备用。

**功效：**清热解毒，消肿散结。

**适应证：**损伤后有感染、局部瘀肿明显者。

**用法：**用凡士林或蜂蜜，加酒、水、醋各等分加热调敷患处，一日1次。

（8）消毒散

**组成：**七叶一枝花100g，穿心莲200g，蒲公英200g，野菊花200g，皂角刺50g，桉树叶200g，鱼腥草200g，三棵针200g。

**制法：**共研细末备用。

**适应证：**伤口感染、骨髓炎早期。

**用法：**用葱头10根捣成泥状，与上述药物一起，加蜂蜜或凡士林、水、酒、醋各等分，加热调敷患处。不要敷在伤口上，敷于四周作为围药用。

（9）逐痹止痛散

**组成**：麻黄50g，桂枝50g，松香100g，干姜50g，松节150g，穿山甲30g，蜘蛛10个，全虫100g，公丁香100g，冰片30g，威灵仙100g，祖师麻100g。

**制法**：共研细末备用。穿山甲、蜘蛛、全虫烘干共研极细末，混合均匀。

**功效**：祛寒除湿，活血定痛。

**适应证**：骨与关节损伤、软组织损伤后期遗留的关节强直、瘀滞硬结等症，腱鞘炎、肩凝症。

**用法**：用凡士林加酒、水各半，加热调敷患处，2日1次。

（10）接骨散

**组成**：飞天蜈蚣300g，乌鸡骨（烘干备灰）200g，血余炭100g，骨碎补200g，杜仲100g，续断100g，地牯牛20只（烘干备用），黄芪200g，何首乌200g。

**制法**：共研细末备用。

**功效**：强筋壮骨。

**适应证**：骨折迟缓愈合或骨不连者；老年人骨折中、后期。

**用法**：用凡士林或蜂蜜加50%酒精，加热至沸腾后调敷患处，3日1次。

（11）平骨散

**组成**：穿山甲30g，狗骨灰50g，苍术100g，赤芍100g，制龟板30g，制鳖甲30g，皂角刺50g，地骨皮200g，磁石30g，蟑螂灰20g，生大黄100g，透骨草200g。

**制法**：共研细末备用。

巴蜀名医遗珍系列丛书

**功效：** 活血化瘀，消肿散结。

**适应证：** 骨膜炎、早期骨结核、骨髓炎。

**用法：** 用酒、醋各半加凡士林或蜂蜜，加热后调敷患处，一日 1 次。

（12）软坚消结散

**组成：** 九香虫 30g，紫荆皮 100g，石菖蒲 50g，三棱 100g，莪术 100g，大贝母 100g，白芥子 30g，生地 100g，苏木 50g，赤芍 50g，川芎 100g，红花 50g，制马钱子 30g。

**制法：** 共研细末备用。

**功效：** 活血散结，舒筋止痛。

**适应证：** 骨与关节软组织陈旧性损伤，及局部硬结粘连、屈伸不利、功能不良之症。

**用法：** 用醋、酒各半加凡士林或蜂蜜，加热调敷患处，一日 1 次。


**3. 外用丹剂**

（1）水火丹

**组成：** 生石膏 250g，熟石膏 250g，冰片 30g，黄丹适量，黄连 50g，泡开水 3000mL。

**制法：** 生、熟石膏共研细末，用黄连水飞后阴干，加入研细末的冰片，再加入黄丹至桃红色为度。

**功效：** 清热解毒、防腐生肌。

**适应证：** 创伤初期感染，一切阳性疮疡。

**用法：** 常规消毒后，视创面颜色、脓液多少，脓液多者一日 1 次，少者 2 ～ 4 日 1 次。消毒纱布或膏药覆盖包扎。

（2）拔毒丹

**组成：** 枯矾 50g，明雄黄 100g，糯米 30g。

**制法：** 共研细末，密封备用。

**功效：** 清热解毒，拔毒去邪。

**适应证：** 损伤后局部感染红肿热痛者，或一般阳性疮疡初期。

**用法：** 常规消毒后，用二道淘米水加 75% 酒精 10mL 调匀敷患处，一日 1 次。

（3）万应生肌丹

**组成：** 赤石脂（水飞）100g，煅龙骨（淘米水浸）100g，炉甘石 25g，煅乳香 20g，煅没药 20g，冰片 10g，明雄黄 25g，枯矾 20g，文蛤（煨）25g，轻粉 50g，甘草 20g。

**制法：** 共研细末，密封备用。

**功效：** 化腐生肌，滋润长肉。

**适应证：** 创伤后伤口久不愈合或阴性疮疡。

**用法：** 创面常规消毒后，将此丹药细粉撒于患处，2～3 日 1 次。消毒纱布或膏药覆盖。

（4）长青丹

**组成：** 煅松香 500g，血余炭 200g，桐油 150g，（用棕过滤）。

**制法：** 将前二味药共研极细末，加入桐油调匀密封备用。

**功效：** 芳香开窍，活血祛寒。

**适应证：** 结核性冷脓肿，阴证疮疡。

**用法：** 共研细末，加热至沸腾后调敷患处，2～3 日 1 次。

（5）加味生肌丹

**组成：** 赤石脂（水飞）25g，炉甘石 20g，制象皮 15g，冰片 10g，岩乳 15g，明矾 15g，煅龙骨 30g，甘草 15g，三七 25g，老珍珠 10g，黄丹 15g。

**制法：** 共研极细末，密封备用。

**功效：** 解毒去腐，化脓生肌。

**适应证：** 创伤后伤口久不愈合，以及骨髓炎、骨结核、骨膜炎伤口久不愈合者。

**用法：** 常规消毒后，将此丹药用蜂蜜或猪油调匀，调敷创面，消毒纱布覆盖，2～3日1次。

（6）藤黄除湿丹

**组成：** 煅龙骨 100g，文蛤（煨）100g，藤黄 30g，槟榔片 50g，轻粉 25g，冰片 10g，津液丹 15g，母猪尿 50g。

**制法：** 共研极细末，密封备用。

**功效：** 解毒除湿，化腐生肌。

**适应证：** 骨膜炎、骨髓炎、骨结核、阴性疮疡创面经久不愈合者。

**用法：** 常规消毒后，将此丹药撒于疮面，用膏药或消毒油纱覆盖，2～3日1次。

（7）西北生肌丹

**组成：** 煅鸡睾丸 10 个，鸡内金 50g，生石灰细粉 200g，冰片 10g。

**制法：** 共研极细末，密封备用。

**功效：** 清热解毒，止血生肌。

**适应证：** 创伤后伤口出血不止者。

**用法：** 伤口常规消毒后，将此药丹撒于伤口，用消毒油纱布覆盖，加压包扎，用弹力绷带包扎效果更佳。3日后换药，伤口无感染，继续包扎至愈合。

（8）紫金丹

**组成：** 白胡椒 25g，川花椒 25g，水银 15g，轻粉 10g，斑蝥 10g，木鳖子 20g，冰片 15g，大枫子 20g，硫黄 200g。

**制法：** 将上药共研极细末，然后加入水银混合研匀，密闭备用。

**功效：** 解毒除湿，化腐生肌。

**适应证：** 创伤性伤口感染后形成溃疡久不愈合者。

**用法：** 局部常规消毒后，用此药撒于疮面，消毒油纱或膏药覆盖。2～3日1次。

（9）化腐丹

**组成：** 白矾 50g，朴硝 100g，水银 100g，胆矾 130g，黑铅 25g，青盐 75g。

**制法：** 将上药共研极细末，用升丹法取丹共研细末，密封备用。

**功效；** 驱毒化腐，逐痰消肿。

**适应证：** 慢性溃疡、骨髓炎、骨结核有瘘管者。

**用法：** 常规消毒后，将此药撒于疮面。有瘘管者，用此药做成药条插入瘘管底部，1～2日1次，腐肉脱尽就另换丹药，中病即止。

（10）鱼灵丹

**组成：** 炉甘石 50g，黄连 100g，活鲫鱼（剖腹去内脏烘干）50g，活黄膳鱼 100g（剖腹去内脏烘干）。

**制法：** 将上药共研极细末，密封备用。

**功效：** 清热解毒，活血生肌。

**适应证：** 一般伤口，肉芽新鲜，久不长皮愈合者，及药物过敏，皮疹，流黄水时。

**用法：** 常规消毒后，将此药撒于疮面，消毒纱布覆盖，2～4日换药 1 次。

（11）八宝丹

**组成：** 龙骨 20g，黄丹 20g，明雄黄 15g，麝香 10g，珍珠 15g，天花粉 10g，甲珠 15g，轻粉 10g。

**制法：** 将药共研细末，密封备用。

**功效：** 活血化瘀，去腐生肌。

**适应证：** 创伤性伤口感染，形成溃疡久不愈合者。

**用法：** 局部常规消毒后，将此丹药撒于疮面，消毒油纱覆盖，2～3日 1 次。

（12）止血生肌丹

**组成：** 白及 30g，姜黄 15g，大黄 10g，白芷 15g，元胡 20g，防风 15g，赤芍 10g，黄连 10g，冰片 10g，见血飞 10g。

**制法：** 共研极细末，密封备用。

**功效：** 清热凉血，化瘀止血。

**适应证：** 新鲜创伤性伤口出血证。

**用法：** 局部常规消毒后，将此丹药撒于伤口，消毒纱布覆盖，绷带加压包扎。

（13）退管丹

**组成：** 推屎爬虫 7 只，蟑螂 7 只，磁石 50g，干姜炭 25g，煅龙骨 20g，冰片 10g，黄芪 50g，甲珠 30g，大贝 30g，皂角刺 10 根，威灵仙 50g。

**制法：** 将上药各烘干，共研极细末，密封备用。

**功效：** 活血通窍，化腐拔毒。

**适应证及用法：** 慢性溃疡有瘘管者做成药条上药；对新鲜伤口有异

物者，用醋调敷药，将异物退出；有少许死骨者，亦可上此药退出。一日 1 次，中病即止。

（14）清凉丹

**组成：** 广石灰 10g，东丹 10g，老珍珠 10g，石膏 50g，冰片 30g，樟脑 10g，薄荷冰 10g，滑石 30g，黄连 20g，大黄 30g，桑白皮 30g。

**制法：** 共研极细末，密封备用。

**功效：** 清热解毒，祛风逐邪。

**适应证：** 新鲜创伤性伤口感染初期，局部红肿热痛者。

**用法：** 常规消毒后，将此丹药用醋调敷患处，一日 1 次。

（15）水龙丹

**组成：** 青针草 100g，活螺蛳（水洗干净烘干）10 只，月石 20g，珍珠 30g，冰片 30g，蚯蚓 5 条，朱砂 10g。

**制法：** 共研细末，密封备用。

**功效：** 清热凉血，化腐生肌。

**适应证：** 骨髓炎、骨膜炎伤口溃疡久不愈合者。

**用法：** 将药做成药条上于疮口内，用膏药覆盖，2～3 日 1 次，脓性分泌物多者，一日 1 次。


### 4. 外用膏剂

（1）万应膏药

**组成：** 石菖蒲 100g，艾叶 100g，苍术 150g，松叶 100g，桑枝 150g，木香 100g，通草 30g，香附 100g，牛膝 100g，千锤打 100g，舒筋草 100g，吴萸根 100g，柑子叶 100g，五加皮 150g，香樟树叶 150g，二乌各 30g，白芷 30g，黄连 15g，黄柏 30g，雄黄 30g，蜈蚣 4 条，蛇

床子 30g，边桂 50g，丁香 30g，黄丹 30g，桐油 2000g。

**制法：**将上述草本、木本药物放入桐油内浸泡三日，放铁锅内慢慢文火熬枯，棕片滤渣后，复将油入锅内熬滚沸腾后，将火熄灭。稍冷放入碾极细末的雄黄、蜈蚣、黄丹，搅匀密封备用。

**功效：**温经活血，除湿通络，消肿止痛，软坚散结。

**适应证：**一般陈旧性扭挫闪伤，痹症；可作为丹药的外用覆盖制剂。

**用法：**将此药趁热涂于硬纸或硬布上摊成膏药备用，治风湿痹证，用狗皮做底料更佳。

（2）消肿膏

**组成：**飞天蜈蚣 1000g，生地 150g，大黄 300g，黄柏 200g，栀子 300g，赤小豆 300g，见肿消 300g，透骨消 300g，菜籽油 2000g。

**制法：**将上药研成粗末，置入油内浸泡三日，放铁锅内慢慢熬枯，棕片滤渣。复将油入锅内，熬至沸腾为度，搅匀备用。

**功效：**活血化瘀，消肿止痛。

**适应证：**骨与关节损伤，软组织损伤早期肿痛者，感染性炎症初期。

**用法：**将此药涂于棉纱上敷患处，2～4 日 1 次。

（3）活血膏

**组成：**血竭 30g，当归 300g，红花 200g，赤芍 200g，薄荷 100g，桃仁 200g，大黄 200g，川芎 200g，姜黄 200g，生地 100g，蛇参 100g，白芷 100g，紫草 100g，白蜡 200g，丹参 300g，菜籽油 2000g。

**制法：**将上述药物（血竭、白蜡除外）放入油内浸泡三日，放入铁锅内慢慢文火熬枯，棕片滤渣。复将油入铁锅内熬滚，入血竭化尽，后下白蜡溶化，倾入酒盅内搅匀，密封备用。

**功效**：活血化瘀，舒筋通络。

**适应证**：骨折中期、软组织损伤中期属筋络瘀阻，气郁不畅致功能障碍证。

**用法**：将此药加热摊于棉纱上敷患处，2～3日1次。

（4）千锤膏

**组成**：鲜手锤打30g，鲜飞天蜈蚣30g，篦麻子（去硬壳）20g，桑树根皮30g，杏仁30g，生葱子30g，白酒50g。

**制法**：上药在铁锅内共捣千百锤或细泥状，故名千锤膏。加白酒调匀。

**功效**：消肿止痛，活血化瘀。

**适应证**：骨折、软组织损伤致局部肿痛、功能活动受限者，或风寒痹证，肢体肿痛。

**用法**：加热后调匀，摊于棉纱上敷患处，1～3日1次。

（5）黄绿解毒膏

**组成**：大黄20g，黄连20g，绿豆粉50g，黄豆粉50g，黄柏20g，栀子20g，杏仁20g，甘草10g，冰片20g。

**制法**：将上药共研细末混匀，用凡士林溶化后共搅拌均匀，密封备用。

**功效**：清热解毒，消肿止痛。

**适应证**：骨与关节损伤、软组织损伤、伤口局部红肿热痛者。

**用法**：局部常规消毒后，将此药膏摊于消毒纱布上敷贴患处，1～3日1次。

（6）止痒膏

**组成：**蛇床子100g，地肤子100g，苍术100g，黄柏100g，大黄100g，广丹10g，寒水石30g，白鲜皮100g，蝉蜕50g，百部50g，贯众50g，紫草50g，黄蜡100g，明雄黄50g，芝麻油2000g。

**制法：**先将前13味药入麻油内，文火慢慢熬枯去渣，再将油熬至滴水成珠后，入黄蜡熔化即端起铁锅离火，再将明雄黄末入药后搅匀，冷却，入瓷罐中收贮，放至冷水中去火毒后密封备用。

**功效：**息风除湿，杀虫止痒。

**适应证：**药物性皮疹，表浅溃疡，黄水疮，痹证，瘢痕疙瘩瘙痒证。

**用法：**将油膏涂擦患处，一日3次。

（7）清凉膏

**组成：**广石灰500g，生石膏100g，滑石100g，黄连30g，东丹10g，冰片30g，生菜籽油1000g。

**制法：**将前4味药共研极细末，用清洁水2000g，加入搅匀，澄清去水上浮衣及水底粗末等杂质，取清水1000g，加入生菜籽油1000g，搅拌均匀如膏状。加入东丹、冰片细粉末搅拌均匀，密封备用。

**功效：**清热解毒，止痛润肤。

**适应证：**创伤性伤口初期感染、局部红肿热痛者及烧、烫伤 I°～ II°者。

**用法：**局部常规消毒后，将此药膏涂患处。1～2日1次。

（8）散翳膏

**组成：**黄蜡250g，白蜡250g，乳香40g，没药40g，水银50g，细茶250g，铜绿50g，胆矾40g，月石50g，扫粉50g，寒水石50g，海浮石 50g，松香 40g，红粉 40g，明矾 50g，黄丹 10g，朱砂 10g，麝香 5g，梅花冰片 30g。

**制法**：先将黄蜡、白蜡放入铁锅内煎至黄色，再下乳香、明矾（共研极细末）等共 13 味药，文火慢慢熬开，起锅时放入黄丹、朱砂、麝香、梅花冰片搅匀，熄火后乘热做成条棒状如钱大硬膏，冷后装瓶备用。

**功效**：清热解毒，化腐生肌。

**适应证**：骨髓炎、骨结核、骨膜炎等引起的慢性溃疡，以及无名温毒、一切腐朽恶疮。

**用法**：伤口常规消毒后，将药条用消毒刀轻轻刮成薄粉末，放入膏药上贴敷患处，2～3 日 1 次。

（9）生肌膏

**组成**：象皮 30g，当归 50g，白及 50g，白芷 30g，黄芪 50g，生地 100g，紫草 50g，轻粉 15g，血竭 30g，尖贝母 10g，甘草 30g，白蜡 50g，猪油 200g，菜籽油 1000g。

**制法**：将象皮、当归、白及、白芷、黄芪、生地、紫草、尖贝母、甘草入菜籽油内浸泡三日，放铁锅内文火慢慢熬枯、棕片滤渣。复将油入锅内，加猪油熬滚，入血竭、轻粉化尽，后下白蜡溶化，倾入盅内搅匀，密封备用。

**功效**：活血润肤，生肌敛疮。

**适应证**：一切疮疡溃疡均可使用，外伤后伤口感染化脓，肌肉不生，久不愈合者。

**用法**：伤口常规消毒后，将此药膏摊于消毒纱布上敷贴伤口，包扎固定，2～4 日 1 次。亦可配合丹药使用，效果更佳，用途更广泛。

巴蜀名医遗珍系列丛书

（10）软坚膏

**组成：**三棱 50g，莪术 50g，甘遂 100g，大戟 100g，生南星 50g，生半夏 50g，大黄 30g，白芥子 50g，藤黄 100g，芒硝 50g，黄丹 50g，山慈菇 100g，甘松 50g，桐油 400g，菜籽油 800g。

**制法：**先将三棱、莪术、甘遂、大戟、生南星、生半夏、大黄、白芥子、藤黄、芒硝、山慈菇、甘松放入菜籽油、桐油内浸泡三日，然后用铁锅文火慢慢熬枯，捞渣以棕叶滤净。然后将油徐徐熬滚，缓缓加入黄丹粉（膏药夏季稍老、冬季稍嫩），熬成后倾入冷水扯拔数十次以退火性后收膏备用。

**功效：**清热解毒，软坚散结。

**适应证：**骨与关节损伤后遗症，关节粘连，局部硬结，功能活动受限者；创伤性关节炎，一切痰核，无名肿毒包块。

**用法：**摊膏贴患处，1～3 日 1 次。


**5. 外用油剂**

（1）跌打消肿油

**组成：**飞天蜈蚣 300g，生地 100g，姜黄 150g，泽兰 150g，红花 100g，千锤打 100g，土鳖 150g，栀子 200g，乳香 50g，没药 50g，血竭 30g，冰片 20g，参三七 50g，菜籽油 2000g。

**制法：**先将飞天蜈蚣、生地等药（除血竭、冰片外）用菜籽油浸泡三日，用铁锅文火煎 2 小时，又用急火煎药至枯去渣，用纱布或棕片过滤。取滤液再煎翻滚后，加入研极细末的血竭、冰片搅拌均匀，离火冷却后装瓶密封备用。

**功效：**舒筋活血，消肿止痛。

**适应证：** 一般跌打损伤，闪挫扭伤。

**用法：** 用于伤口时，将此药浸消毒纱布，局部常规消毒后，贴敷患处，1～2日1次。若用于小夹板固定骨折者，可不松动夹板，由板之间泵入药油，让原有的包扎棉纱吸收即可，一日1次。施行按摩手法时，亦可直接涂擦患处，配合使用，效果更佳。

（2）风湿油

**组成：** 六月寒200g，马钱子30g，羌活、独活各100g，二乌各20g，麻黄100g，桂枝100g，全虫50g，姜虫50g，川椒50g，细辛50g，红娘子10g，䗪虫30g，防风50g，祖师麻100g，桑枝50g，松节100g，苏木50g，功劳叶100g，蜈蚣10条，血余炭30g，威灵仙50g，五加皮50g，豨莶草50g，白芷50g，苍术50g，汉防己50g，菜籽油5000g。

**制法：** 先将六月寒等植物类药物放入菜籽油内浸泡三日，先后在铁锅内用文火将药炸枯去渣，然后加入研成极细末的全虫、姜虫、红娘、䗪虫、血余炭，搅拌均匀后装入容器内密封备用。

**功效：** 温经散寒，活血荣筋。

**适应证：** 损伤性关节炎，风湿性或类风湿性关节炎，损伤后期局部硬结、功能活动受限、肢体麻木酸痛者。

**用法：** 加热，一日1次，局部涂擦。配合手法按摩，效果更强。

（3）洗油火药

**组成：** 白附子30g，南星30g，防风30g，二乌各10g，甘松10g，白芷15g，赤芍10g，细辛15g，红花10g，陈艾20g，桂枝20g，牛膝20g，石菖蒲20g，荆芥10g，薄荷10g，苏木20g，桐油1000g。

**制法：** 将上述药物打成粗粉末装入桐油容器内，浸泡7天后密封备用。

**功效：**舒筋活络，祛风除湿，软坚散结。

**适应证：**骨与关节陈旧性损伤，关节粘连，筋肉僵硬，关节活动受限。

**用法：**一日 1～3 次，局部涂擦患处。亦可加酒一半加热，熏洗患处，亦可作为陈旧性骨折或脱位复位前的松解剂。配合按摩手法，效果更佳。

（4）清凉油

**组成：**青黛 50g，冰片 30g，熊胆 10g，西瓜霜 10g，犀角 1g，黄连 30g，石膏 30g，生甘草 20g，蟾酥 5g，薄荷 30g，香油 1000g。

**制法：**将上药共研极细末，装入香油中浸泡 7 天，密封备用。

**功效：**清热凉血，解毒消炎。

**适应证：**创伤性伤口感染、局部红肿热痛者，软组织损伤、局部红肿热痛剧烈者。

**用法：**伤口常规消毒后，用此药油纱条贴敷，1～3 日 1 次；闪挫扭伤局部红肿热痛者，用此药涂擦患处，一日 1 次。

### 6. 外用药罐剂

药罐疗法因有药物的作用，较单纯的拔火罐疗法效果更佳。传统的药罐疗法是将药液均匀地涂于火罐内壁，然后投火。也可用中药涂剂直接涂擦于患部，待罐内温度升高并形成负压后吸住局部皮肤，使局部毛细血管扩张，血液循环加快，药物可被直接吸收，因而收效甚捷。所选中药可根据伤情选用，浸泡于辛温走窜的高粱白酒之中。本法操作简单、节省药物，轻者单用本法即可，重者配合内服药物或其他疗法，相辅相成，是提高中医疗效的较佳传统方法之一。

（1）新伤药罐

**组成：** 飞天蜈蚣 15g，生地 10g，川芎 10g，赤芍 10g，红花 10g，白芷 10g，栀子 10g，冰片 10g，高粱白酒 500mL。

**制法：** 将上药共研细末浸泡白酒中，密封 3 天后备用。

**功效：** 活血化瘀，消肿止痛。

**适应证：** 一切软组织损伤初期。

**用法：** 以不同伤势选用大小不同的火罐。患者取卧位或坐位，选择阿是穴为主，暴露患部，用药酒涂擦剂涂成直径约 10cm 的圆面，以痛点为中心，用闪火法拔罐，留置 15 分钟后取下。可一个或多个火罐，则每日 1 次，7 天为一疗程。

（2）陈旧伤药罐

**组成：** 六月寒 20g，麻黄 10g，桂枝 10g，羌活、独活各 10g，甘松 10g，苏木 10g，丹参 10g，香附 10g，高粱白酒 500mL。

**制法：** 将上药共研细末浸泡白酒中，密封 3 天后备用。

**功效：** 舒筋活血，通络止痛。

**适应证：** 一切陈旧性软组织损伤。

**用法：** 同前。

（3）风湿药罐

**组成：** 制马钱子 10g，川乌 10g，草乌 10g，肉桂 10g，细辛 10g，全虫 10g，苍术 10g，祖师麻 10g，高粱白酒 500mL。

**制法：** 将上药共研极细末浸泡于白酒中，密封 3 天后备用。

**功效：** 温经散寒，除湿止痛。

**适应证：** 肥大性脊柱炎、风湿性或类风湿性关节炎、颈椎病、肩周炎、腰肌劳损、坐骨神经痛、损伤性关节炎等疾病引起的关节及躯体疼痛，中医属于风、寒、湿、瘀所致者。

**用法：**同前。

下篇 — 临床经验选

# 一、龚益斋医验

### 1. 附骨疽案

李某，男，9岁，患儿素体虚弱，一周前外感后突然小腿肿痛，活动不便，高热纳差，医治无效而转诊。

1938年3月15日初诊。

刻诊：患儿体质较虚弱，神清体倦，面色无华，身热，时有寒战，呻吟，右小腿漫肿至膝，局部红肿热痛俱在，活动受限，不能着地行走。舌白尖红，脉细数。此乃附骨疽初起。治宜清热解毒，托里消肿。投以解毒消肿汤加味：水牛角10g（磨汁兑服），三棵针30g，七叶一枝花10g，野菊花20g，牛耳大黄10g，山慈菇10g，车前草10g，银花15g，生地8g，黄芪10g，山楂15g，甘草3g。外用大清凉散，酒醋各半调敷患处。一日1次。2剂后，高热寒战消退，但右小腿仍肿痛、活动受限。治以清热解毒，消肿活血。以消炎解毒汤加减：银花10g，连翘10g，生地8g，丹皮5g，黄柏10g，黄芩10g，蒲公英15g，夏枯草10g，金龟莲10g，山慈菇8g，侧耳根15g，泽泻10g，黄芪10g，山楂15g，甘草3g，外用金黄如意散，一日1次。

7天后热退，局部肿胀消退。可下床活动，但跛行。为防止复发，巩固疗效，以上方去生地、丹皮、黄柏，加太子参10g，白术10g，牛膝10g，旱莲草10g。黄芪加大到20g。服药5剂后，局部红肿痛均消失，活动如常，以八珍汤加味善其后。

**按**：《备急千金要方·痈疽》云："附骨成肿，故名附骨疽。"《灵枢·痈疽》云："热气淳盛，下陷肌肉，筋髓枯，内连五脏，血气竭。"元·齐德之《外科精义·论附骨》云："夫附骨疽者，以其毒气深沉附着于骨也。"明·陈实功《外科正宗·附骨疽》云："夫附骨疽者，乃阴寒入骨之病也。"《外科大成·股部》云："初起则寒热交作，稍事风邪，随后筋骨作痛，不红不热，疼至彻骨，甚者不能屈伸。"可见，我们先祖对此病的认识非常清楚，给后世医家做了辨证施治的指导。

此例患儿因体弱外感后，寒邪乘虚而入，诱发早期附骨疽。祖父辨证恰当，敢于截断。内外用药，处置丝丝入扣，因而防止了来势凶猛的毒邪侵袭，转危为安，未引起慢性化脓性疾患，因而收效甚捷。如治疗不当或不彻底，正气亏损，邪毒内陷，腐肉流注，正不能胜邪而致穿溃或病理性骨折，病情迁延难愈。

### 2. 疤骨流痰案

王某，女，11岁。1939年5月8日初诊。患儿自述右髋部疼痛已2个月。2个月前，因行走快而跌仆损伤右髋。经治疗好转，但数日后又感右髋部疼痛，反复发作，家长认为是"有伤必有寒"，请医用药多是祛风除湿或活血化瘀之剂，但效果不显。以后右髋痛增，右下肢活动不便，行走时跛行；食少纳差，身倦乏力，日渐衰弱，故来诊治。

刻诊：患女被背送来诊，体弱消瘦，面色无华，慢性病容，两颧微赤，不发热，半坐位。表情痛苦，时而呻吟。右髋部较对侧微肿、压痛，以环跳穴、腹股沟处为甚，局部皮肤稍热。右髋部活动受限，活动时跛行。翻、抬举、旋转均受限，并疼痛加重，舌苔薄白，质红，脉沉滑。病属疤骨流痰，因外伤后期失治而延误。患儿肺肾两虚，水亏火旺，使营运不畅而致骨空发病。治以调和营运，滋阴补肾，化痰通络。方以阳和汤加味：边桂6g，麻黄6g，熟地10g，鹿角霜10g，白芥子5g，姜炭5g，甘草3g，黄芪15g，泡参15g，牛膝8g。

外治：先用雷火神针灸后，外用舒活散，酒醋各半，加热调敷患处。

二诊：上方服3剂后，疼痛减轻，但右髋微肿、低热、压痛、活动受限。口干苦，食少，舌脉同前。改用抗骨痨汤加味：沙参20g，紫菀10g，百部10g，白及10g，白蔹10g，夏枯草15g，黄柏10g，黄精10g，银柴胡10g，制鳖甲10g（兑服），黄芪15g，甘草3g，制龟板5g（兑服），牛膝10g。10剂。

外治法：舒活散，酒、醋各半，加热调敷患处，2日1次。

三诊：患女服上方10剂后来诊，自述疼痛减轻，肿消，关节活动好转，可下地行走，步行来复诊。症状大减，精神也明显好转，唯食少纳差。宗上方加砂仁5g（兑服），白蔻仁5g（兑服），山楂10g。嘱多运动，以利气血运行流畅而早日愈合，再进10剂。

外治用活血散，2日1次。醋、酒各半，加热调敷患处。

四诊：患女服上方10剂后来诊，症状大减，食欲正常，活动较前明显好转。仅感夜间右髋部隐隐作痛，局部肿胀已消失，无热感。舌质红，苔薄白，脉细数。中病后汤药停用。为巩固疗效，以抗骨痨丸内服。党参100g，黄芪200g，骨碎补100g，边桂50g，麻黄50g，蜈蚣30g，制鳖甲100g，熟地150g，白芥子50g，姜炭50g，甘草30g，鹿角片200g，百部200g，山慈菇100g，汉防己50g，浙贝母100g。共研细末，炼蜜为丸。每丸重9g，一日2次，开水送服。前后历时半年而愈，愈后一切如常。已上学，一年后随访，未再复发。

**按：**《疡科心得集》云："附骨疽者，亦生于大腿之侧骨上，为纯阴无阳之证，小儿三岁、五岁时，先天不足，三阴亏损，又或因而有所伤，致使气不得升，血不得行，凝滞经络，隐隐彻痛，遂发此病。"《医宗金鉴·外科心法要诀》云："环跳疽生胯骨节之环跳穴，所以腰难屈伸，漫肿隐痛也。"

此例患女因损伤后气血失调，风寒乘虚而侵袭，使痰浊凝聚，发于髋部而成髋关节疬。此乃先天不足，后天虚弱，再跌仆劳损，营卫失调，气血凝滞，阴精虚耗，骨骼空虚，肺金不生水而骨质生长障碍，使骨弱而易患此症。祖父先投以温经豁痰，祛寒通络之阳和汤以散其寒，温经通络。外用雷火神针灸，舒活散通经络而散寒。尔后以养阴清虚热、补肾益气血的抗骨疬汤加健脾胃之药，调整后天之本而收功甚捷，再加以抗骨疬的丸药以养其后，因而防患于未然，未至成脓成溃，半年而瘥，疗效尚属满意。辨证恰当，施法遣方配伍合理，因而病重而方不乱投，效专而守方不乱改，药中理法方明，力挽恶疬痼疾。

### 3. 海底损伤案

韩某，男，29岁。1940年5月7日上山打柴，不慎从约3米高的崖上跌下，分腿着地，会阴部触及木桩而致伤，会阴部及睾囊肿胀疼痛，行走时牵及睾丸及阴囊而掣痛，活动不便，开叉走路步态。小便不利，尿时涩痛，时而有血尿，心烦口苦，舌红苔黄腻，脉数无力，此乃海底损伤并累及膀胱。治以化瘀通淋，理气散结，活血解毒。方以通脐逐瘀汤加味：荔枝核10g，橘核10g，小茴香10g，橘络10g，川芎12g，红花10g，酒军10g，赤芍10g，玄胡10g，瞿麦12g，萹蓄12g，甘草5g，猪苓15g，参三七8g（研末兑服）。2剂。

5月19日二诊：服药后肿痛大减，行走如常，步行来诊。仅感阴茎疼痛，无血尿。原方去酒军，加王不留行10g，丹参15g，3剂。

23日三诊：自述会阴部疼痛消失，大小便正常，行走如常。为巩固疗效，投八珍汤加味2剂，以善其后。1个月后随访，恢复正常，可参加劳动。

**按**：《素问·缪刺论》在"人有所堕坠，恶血留内"的证治中指出"腹中胀满，不得前后"证候。《金匮要略》辨瘀血之证，指出"腹不满，其人言我满，必有瘀血"的特征。《素问·至真要大论》指出："谨守病机，各司其属。"《素问·阴阳应象大论》云："其下者，引而竭之。"治法应按《素问·缪刺论》指出的"先饮利药"等攻下逐瘀之剂。

海底损伤就是会阴部的损伤。会阴部位于身体躯干的最底部。海底筋脉强韧，皮肉丰满而敏感，血运丰富。上接膀胱，前有尿道和阴囊；女子为大小阴唇、阴蒂，后连肛门，是人体泌尿生殖系统的主要部位；承接膀胱、沟通内外和排泄二便。由于会阴部前有骨盆，后有臀部，左右有两股相护，一般不易受损伤。常见的海底损伤大多是从高处坠落两股叉开，骑马式跌下，海底直接在硬物上被撞伤或打斗时被脚踢伤等所致。暴力作用于会阴部后所发生的主要病变表现为局部经脉、气血的损伤和排尿功能的障碍。《素问·灵兰秘典论》云："膀胱者，州都之官，津液藏焉，气化则能出矣。"《素问·阴阳应象大论》云："清阳出上窍，浊阴出下窍。"祖父认为海底损伤的治疗最忌用过多的凉血止血清热之药。因血得寒则凝滞，以致迁延更难治愈。早期应以活血化瘀、通淋止血、理气散结为大法；后期因损伤日久多易耗伤气血，治以调补气血，升阳利水为常法，因而收效甚捷，预后良好。

**4. 桂枝汤在骨伤科中的应用**

先师曾治骨伤患者多人，经手法复位后，内服汤药。凡上下肢骨折、关节脱臼、脊椎肋骨骨折等，局部充血，肿胀疼痛，伴汗出恶风寒，用桂枝汤加当归、桃仁、赤芍，上肢加桑枝，下肢加牛膝，脊椎加独活、川续断、桑寄生，胁肋加柴胡，胸加瓜蒌，大便闭结加酒军，局部肿甚加生地、丹皮，每多获良效。

先师常言筋骨损伤者多受惊易恐怖而致阳气受伤，营卫不固，风寒易于袭击，致使患者多恶风寒、汗出等症，是邪盛正虚之际，故有"有伤必有寒"之说。用桂枝汤调和营卫，解肌表以祛寒邪，加赤芍、当归、桃仁活血化瘀，川续断、独活、桑寄生强腰脊筋骨，桑枝、牛膝等引经，局部肿胀灼热加生地、丹皮以消肿凉血。总以桂枝汤加活血散瘀凉血之品，辛温解表，祛寒而化瘀，局部瘀血得温化而速散，得辛凉而不凝滞，表里并施，营卫调和，达到骨折速愈之效。

**按：** 桂枝汤为《伤寒论》第一方，柯韵伯曰："此方仲景群方之魁，乃滋阴和阳，调和营卫，解肌发汗之总方也。"伤寒注家王子接曰："桂枝汤和方之祖，助太阴融合肌气，芍药、甘草酸甘化阴，启少阴奠安营血，姜通神明，佐桂枝行阳，枣泄营气，佐芍药行阴，一表一里，一阴一阳，谓之和。"桂枝汤和表解里，调和营卫，协调阴阳，调整气血，散中有收，温而不燥，补而不峻。祖父在骨伤科中大胆加用活血化瘀、清热除湿之药，因而治疗骨折效果良好，转归及预后都满意，实别开生面之一良法。

## 二、龚治平医案选

### 1. 头部内伤案

何某，男，35岁。1948年8月11日，上山打柴不慎从约2米高的悬崖上跌下，跌伤头部，当时昏迷不省人事，1小时后被人救起送来诊治。

刻诊：患者发育正常，体质尚可，神志昏迷不清，左头部有一包块约3cm×2cm，瞳孔未散大，面部肌肉及四肢不时抽搐，抽搐时两目呈斗鸡眼状，牙关紧闭，面色苍白，呼吸浅微短促，脉细滑无力，苔白。此乃头部内伤，神乱气越，肝风乘虚内动的伤脑险证，邪势鸱张，病情危险。治宜醒脑开窍，通关止脱。即以醒脑开通散投之。

处方：三七10g，麝香1g，细辛3g，牙皂8g，冰片10g，雄黄3g，香附20g，远志10g，九香虫10g。

共研极细末，取一小撮药末吹入鼻腔内，打嚏即苏醒，高叫头痛如裂，烦躁不宁，虽有一线生机，但为防止再度昏迷，防止颅脑瘀血为患，又投跌打复苏汤加味。

处方：天竺黄6g，石菖蒲10g，川贝母（兑服）10g，远志8g，琥珀（兑服）6g，珍珠粉（兑服）3g，三七粉（兑服）6g，麝香（兑服）0.3g，九香虫10g，朱砂（兑服）10g，丹参15g，川芎12g，白芷10g。1剂，一日5次。

二诊：头痛减轻，无恶心呕吐，烦躁亦减轻，无昏迷，抽搐已止，但患者仍述头昏痛，身软乏力，食差，情绪忧郁，时而悲哭呻吟。此伤脑险症，一时药难收全功，症如抽丝剥茧，层出不穷，只能因势利导，防止转化为死症、残症才是大度之法。给予镇惊安神、祛风醒脑的验方醒脑安神汤。

处方：龙骨 15g，牡蛎 15g，酒军（后下）6g，远志 8g，石菖蒲 15g，麝香（兑服）0.1g，杭菊 20g，丹参 15g，藁本 12g，蔓荆子 10g，天麻 10g，钩藤 15g。1 剂，一日 4 次。

三诊：进药后，诸症减轻，仍感头昏痛，身软乏力，夜不能寐。药已中病，守方加减。前方去麝香、石菖蒲，加茯神 10g，枣仁 10g，夜交藤 18g，3 剂。

四诊：因夜起床解小便不慎又感受风寒，头痛头重如裹，恶寒潮热，苔白，脉弦。投入发表散寒、祛风除湿的祛风散寒汤加味。

处方：荆芥 10g，薄荷 10g，苏梗 10g，藁本 10g，白芷 12g，防风 6g，大葱 5 根，生姜 3 片，大枣 10 枚，甘草 5g，红糖 20g，柚树叶 10g，天麻 12g。1 剂。

五诊：外感已除，潮热已退，近日又小便不畅，尿频尿痛，点滴不净，此乃伤久气虚不能通调水道之故。治以行气利腑，活血通淋之通腑利淋汤加减。

处方：白茅根 30g，牛耳大黄 5g，小青羊 10g，马鞭草 10g，鸡矢藤 10g，琥珀（兑服）3g，木通 10g，前仁 10g，黄芪 30g，猪苓 10g，海金沙 10g，甘草 10g。2 剂，水煎服，一日 3 次。

六诊：诸羔悉平，二便通顺，神清气爽，唯感身倦四肢乏力，视物稍模糊。以补肾益肝、健脑宁心而收全功，给予补肾益脑汤。

处方：核桃仁 10 个，黑芝麻 15g，党参 20g，黄芪 30g，白术 10g，枸杞 15g，桂圆肉 15g，枣仁 12g，熟地 12g，萸肉 10g，天麻 15g，茯神（兑服）10g，五味子 10g，珍珠母 10g，大枣 10 枚。10 剂。

三月后随访，神清合作，可做一般劳动。

**按**：《医宗金鉴·正骨心法要旨》云："颠者头顶也……位居至高，内涵脑髓如盖，以统全体者也。"脑为"奇恒之府"。《灵枢·经脉》云："人始生，先成精，精成而脑髓生。"《灵枢·海论》："脑为髓之海，其输上在于其盖，下在风府。"头部内伤，多因直接暴力或间接暴力所致。现代医学所称颅脑损伤、颅骨骨折、脑挫裂损伤、颅内血肿和脑干损伤、脑震荡等，临床上较多见。病情凶险，变化多端，如不及时救治或治疗不当，往往危及生命。虽经急救好转，但若伤情严重，还会留下难治的后遗症。对个人、社会、家庭都会带来很大的痛苦。尽力抢救，正确治疗万分必要。

中医学认为：脑为奇恒之府，藏精气而不泻，元神舍居于脑中，性喜静宁，恶扰动。头部经络丰富、脑为宗脉之所聚，是气血阴阳朝会之至高点。手三阳经脉从手走向头，足三阳经脉从头走向足，任督二脉，下起少腹，上交于巅顶，总司一身之阴阳，因而气血阴阳，周运不息，内而五脏六腑，外而四肢百骸，脑对全身起着主宰作用。

头部一旦受到暴力，脑和脑气必然受损，扰乱静宁之府，出现神不守舍，心乱气越之证。同时头部脉络受损，血离经叛则渗溢流瘀，气血凝滞，阻于清窍，压迫脑髓，使清阳不得上升，浊阴不得下降，气机逆乱，神明皆蒙，脑的功能发生紊乱，诸症百出，如神志昏迷、烦躁不安、头痛头晕、恶心呕吐、夜不安寐、肢体瘫痪、二便失禁等。所以，先父在治疗头部内伤初期，初伤多实，强调要醒脑开窍、通关止脱、升清降浊、安神益智为首要之法。多用祖传经验方，随证变化不同而分别选用，因变化急骤，一日1剂，或一日数剂，灵活应用，方能回阳救逆，化险为夷，步步小心，切不可等闲视之。只有严密观察，及时救治，才能起死回生。

伤久多虚，或瘀血不化而致虚中夹实。头部内伤后期主要表现为脑气虚（气血虚），肝肾虚，所以先父强调在头部内伤后期和肾的关系最大，在治法上要补肾益肝、健脑宁心为主。方能收全功，防止后遗症的发生。近年来配合食疗，效果也更加满意。

先父在诊治头部内伤病患者，既大胆又慎重，处方严谨，丝丝入扣，变化多样，紧紧抓住"辨证"二字用药，因此逢凶化险为顺，步步为营，力挽危症。

### 2. 胸胁内伤案

冯某，男，43岁。1956年10月3日从约3米高的楼梯上跌下，右胸撞在楼梯角上，当即右胸疼痛剧烈，胸胁胀闷，呼吸不畅，咳嗽，时而痰中带血丝。胸部活动时及深呼吸右胸疼痛加剧，曾到某医院拍X片：为右胸6、7肋骨骨折，给予包扎固定，西药打针服药仍疼痛未减，食少，咳血，坐卧不宁。10月11日转诊。

刻诊：患者形体壮实，表情痛苦、呻吟、半坐位。右胸中部有瘀血斑。局部肿胀（++），压痛以6、7肋骨部为甚，有骨摩擦音，挤压试验（+），咳痰时可见少许血丝，苔白，脉弦。阅自带胸片，右胸6、7肋骨骨折，两断端稍有移位，双肺未见异常。印象：胸胁内伤，气血两伤，瘀血为患。6、7肋骨骨折，加重了胸壁的损伤。治宜止血行血，活血化瘀为先，方用散瘀活血汤加味。

处方：刘寄奴10g，地锦草10g，芦三七10g，泽兰10g，三棱10g，莪术10g，甲珠（兑服）5g，血竭（兑服）10g，赤芍10g，乳香6g，姜黄10g，见血飞12g，九香虫10g，蛇难爬20g，酒军10g（后下）。2剂，童便 50g，送服，一日 4 次。

外治法：局部骨折处外用挺胸双指接骨法，使肋骨骨折复位。外用消肿散，以厚纸板为夹板固定局部，宽胶布叠瓦状超过患侧胸围至中部固定，外用绷带包扎。固定后，每日以活血酒 30g，滴于患处。

二诊：前方法治疗后，胸痛减轻，咳血已止，夜已能寐，但胸痛仍在，活动不便，呼吸不畅，咳嗽胸痛加剧，苔白，脉弦细。治宜理气行血，疏筋活血。方用宽膈汤加味。

处方：桔梗 12g，枳壳 12g，当归 10g，川芎 12g，苏梗 12g，白芷 12g，团葱 10g，浙贝 10g，木香 12g，酒军（后下）8g，甘草 6g，参三七（兑服）5g，杏仁 10g。3 剂，水煎服，一日 3 次。

三诊：胸痛已减，局部肿胀消退，仍咳而胸闷胀痛，药已中病，效不更方。原方去团葱，加丹参 15g，再进 4 剂。

四诊：患者咳嗽胸闷胀已除，可下床行走，自感伤痛已减大半，仍感胸痛，此乃瘀血未净气滞作患。治以活血祛瘀，理气升清。方以理气活血汤加味。

处方：三七粉（兑服）6g，当归 10g，川芎 12g，红花 10g，丹参 15g，川楝子 10g，乌药 10g，青皮 10g，伸筋草 6g，天麻 10g，蝉蜕 10g，甘草 5g，柴胡 10g。3 剂，水煎服，一日 3 次。

五诊：咳止，胸闷胀痛已除，呼吸亦畅，行走自如，仅感神疲乏力，胃纳不馨。此乃久服活血化瘀理气之剂，脾胃苦寒所伤。X 片复查：骨折已愈合，对位对线良好，有大量骨痂生长。解除外固定，外用活血酒擦，一日 3 次。内服以健脾膏 1 剂（处方见前）以和胃脾，补中益气，调补气血以善其后。半年后随访，一切如常，可参加正常劳动，体健如前。

**按**:《灵枢·邪气脏腑病形》云:"有所堕坠,恶血留内。若有所大怒,气上而不下,积于胁下,则伤肝。"《诸病源候论·卒被损瘀血候》云:"夫有瘀血者……病人胸满唇萎,舌青口燥。"《正体类要》指出"跳跃搪胸闪挫,举重劳役恚怒"乃是引起胸胁内伤的原因。《世医得效方·正骨兼金镞科》指出"颠扑损伤,或被伤入于肺者","右胁下伤透内者",二条为胸胁内伤的危重证候,并记载有大紫金皮散用于治疗"内伤肺肝,呕血不止"的论述。《内经》云:"气伤痛,形伤肿。"《难经·二十二难》云:"气留而不行者,为气先病,血壅而不濡者,为血后病也。"明确地论证了胸胁内伤是指外力引起胸壁及内部气血、经络和肺脏的损伤。

胸中又称为膻中,部位属于上焦。《灵枢·决气》云:"上焦开发,宣五谷味,熏肤,充身,泽毛,若雾露之溉,是谓之气。"《灵枢·海论》云:"膻中者为气之海。"表明全身之气皆汇于胸中,胸为多气之腑,是气机升降出入运动的枢纽。胸部又为全身经脉上下重要通行之途,因而受伤后经络受损、气血运行不畅,气滞作痛,血瘀作肿,咳嗽甚至咯血,呼吸不畅,深呼吸及用力活动时伤处疼痛加重。

先父治疗胸胁损伤时,强调不论伤气伤血,或气血两伤,肋骨骨折,总以理气、行气为先导,活血化瘀为本,肃肺化痰、疏肝解郁为要。对于损伤后期,因胸胁内伤日久气血耗损,多出现神疲乏力、胃纳不佳等症。脾胃是气血生化之源,所以健脾和胃,常为治疗胸胁内伤的善后之法,尤其是血脉损伤咳血之后,尤要健脾胃以生气血,紧扣"后天之本"。

本例伤者,先父内治配合外治手法复位治疗两处肋骨骨折,中药外固定,内外合治,先止血行血、活血化瘀,出现变症后又随症用药,防止了逆转，因而收效甚速，并无后遗症。

### 3. 肾挫伤案

朱某，男，23岁。1969年3月15日，患者因纠纷与人发生斗殴。被人用木棒击中左腰部，当即倒地疼痛，活动不便，被人送至当地卫生院治疗，痛稍减，但小便不利，解便时小腹疼痛，腰痛难以步行，小便时而带血。大便四日未解，腹胀潮热，食差纳少，故转送来诊治。

3月20日刻诊：患者神志清楚，回答切题，右侧卧位，一般情况尚可，发育营养中等。左腰部微肿、压痛、腰部功能障碍。无畸形，舌苔黄厚，脉洪大。腹部稍膨隆、拒按、肠鸣音存在，无包块。查小便：红细胞（+++），余（-），印象为：肾挫伤。治以活血利尿，润肠通便为先。方用利尿化瘀汤加味。

处方：生地15g，杜仲10g，茯苓皮20g，泽泻20g，琥珀（兑服）5g，参三七（兑服）5g，桃仁10g，火麻仁12g，蒌仁12g，酒军（后下）10g，石韦15g，木通15g，白茅根30g，飞天蜈蚣15g。1剂。

外用消肿散，酒水各半，加热调敷患处。

二诊：服药2次后大便已通，腹胀满消退，小便较前稍利，痛减，血尿未止。腰部仍酸痛，原方有效，以利尿止痛、活血化瘀为治。

上方去火麻仁、蒌仁、桃仁，加赤芍10g，王不留行15g，丹参15g。2剂。

外治法同前。

三诊：血尿已止，检查化验小便常规已正常。小便自利，无疼痛，腰部肿胀已消失，仅感酸痛。但失眠多梦，身软乏力，舌苔薄白，脉细弱无力。此乃年少气盛打斗受惊受伤，神不守舍。治以养心镇惊，补血安神。方以养血安神汤加味。

处方：黄芪 20g，丹参 15g，熟地 10g，当归 10g，天麻 10g（兑服），白芍 10g，枣仁 15g，茯神 12g，柏子仁 15g，龙眼肉 10g，炙甘草 6g，杜仲 10g，夜交藤 20g。2 剂。

外用活血散酒水各半加热调敷腰部。

四诊：腰痛已消失，夜能安睡，可参加家务劳动。效不更方，将原方丹参易党参 15g，再进 3 剂。诸症消失，治愈，半年后随访工作如常。

按：《素问·至真要大论》云："肾者主水。"《素问·脉要精微论》云："腰者肾之府。"《素问·缪刺论》云："有所堕坠，恶血留内，腹中满胀，不得前后，先饮利药。"《素问·标本病传论》云："大小不利治其标。"《医宗金鉴·正骨心法要旨》云："伤损腰痛脊痛之证，或因堕坠，或因打仆，瘀血留于太阳经中所致。"《杂病源流犀烛》云："气既滞、血既瘀，其损伤之患必由外侵内，而经络脏腑并与俱伤。"

肾挫伤是指肾脏实质的损伤。临床上常见腰部或腰胁部直接暴力打击所致。症状主要是腰痛与血尿，甚则大小便不利，腹胀浮肿。如治疗不当，常常导致肾虚腰痛，迁延难愈。

先父治疗本例患者为肾挫伤重症，直接由暴力打击所致。伤后腰剧痛跌仆，小便血尿（+++），腰部肿胀、压痛，曾经治疗五日，前医多用化瘀止血通淋之药，标本都未中的，诸症未愈。先父五日后见小便带血、大便四日未行、腹胀痛，潮热，食差纳少，行走不便，舌苔黄厚，脉洪大，证属肾挫伤后肠有燥屎，瘀热血结，迫血妄行所致。治以活血利尿，润肠通便为先，破气导滞、泻下，使瘀热、燥屎从大便排出而安，再以利尿通淋止痛，活血化瘀止其血尿，外用消肿散、活血药治疗腰部瘀肿作痛，直达患处。后以养心镇惊、养血安神、补肾壮腰以收功获愈，紧扣病证，内外用药，相得益彰，无后患之疾。

### 4. 鹤膝风案

曾某，女，9岁。1959年6月1日因玩时不慎跌伤右膝，当即肿痛，活动不便，拍X片无骨折。当地医院按"右膝关节软组织挫伤"治疗半月好转。1月后复感风寒，治愈后又感右膝痛，治疗后更加剧，屈曲不利，不能负重，不能运行，经治疗未见好转，右膝酸痛日渐加重，伸屈活动不便，行走时斜跛。午后渐热，身软乏力，食少消瘦，夜有虚汗。经治三月未效，于9月3日送来我院就诊。

刻诊：患女形体消瘦，发育营养均欠佳，慢性病容，表情憔悴，面黄无华，颧红潮热，舌质淡红，苔薄白，脉沉细。右膝关节呈梭形肿胀，按之软绵应指，关节上下明显肌肉萎缩，典型的鹤膝风，行走跛行。X片示右膝关节结核。胸片：未见异常。此乃外伤后寒湿流注于筋骨，营卫失调，气血不和，迁延三月多，速效非易。先宜祛风健脾利湿，方以化湿止痛汤加减：

苡仁20g　全虫3g　姜虫6g　草果仁3g　厚朴6g　通草3g　白芷6g　桂枝3g　千年健6g　乌梢蛇10g　炒白术6g　茯苓皮12g　山楂10g　甘草3g　2剂

外用：舒和散用酒、醋各半加热调敷右膝关节。二日1次。

二诊：9月7日，患膝肿胀消退，疼痛减轻，但仍活动不便，跛行，潮热，身软乏力气少，夜有虚汗，舌苔薄白，脉沉无力。治以养阴清虚热，补肾益气血的抗骨痨丸加味：

沙参 10g　紫菀 8g　百部 10g　白及 10g　白蔹 10g　夏枯草 15g　黄柏 10g　黄精 10g　银柴胡 8g　制鳖甲（兑服）5g　黄芪 10g　甘草 3g　制龟板（兑服）5g　牛膝 8g　5剂

外治法同上。

三诊：9月18日，患膝肿胀消失，痛减，伸屈较前好转，潮热已退，夜无虚汗，食欲增加，面色稍好转。但右膝仍酸痛，夜甚，行走仍稍跛，舌苔仍薄白，脉仍沉细无力。此乃寒湿之邪未能全化。治以温阳通脉，化痰温通的阳和汤加味：

熟地 20g　鹿角胶 10g　姜炭 5g　肉桂（焗冲）3g　麻黄 5g　白芥子 6g　生甘草 3g　黄芪 15g　汉防己 6g　牛膝 8g　5剂

外治法：外贴散翳膏，二日1次。

四诊：9月28日，患女精神好转，面色转红。患膝肿痛减轻，活动伸屈有力，行走仍稍跛，舌质红，苔稍薄黄，脉细数有力。效不更方，仍以前法进之，加泡参30g，5剂。

外治法：同上。

五诊：10月8日。患女自我感觉良好，认为病势已去大半，食欲精神均正常。右膝酸痛减轻，活动好转，可下床行走，稍跛，仍感不能用力，身软乏力。此乃久病气血虚弱，小儿先天不足，后天又患骨痨伐之过多。治以扶正益气的补中益气汤加味：

黄芪 15g　党参 12g　白术 12g　陈皮 5g　炙甘草 5g　当归 10g　蜜升麻 10g　柴胡 8g　黄精 12g　五味子 6g　3剂

外用：散翳膏外贴，三日1次。

六诊：患女精神食欲增加，行走正常，患膝疼痛大减，为巩固疗效，防止复发，治以补气温阳除寒、散结化痰软坚的抗骨痨丸。

党参 100g　黄芪 150g　骨碎补 100g　边桂 30g　麻黄 30g　蜈蚣 30 条鳖甲 100g　熟地 150g　白芥子 40g　姜炭 40g　甘草 30g　鹿角片 150g　百部 150g　山慈菇 100g　汉防己 50g　浙贝母 100g。

炼蜜为丸，每丸重 6g，一日 3 次，开水送服。

外用药停用。

七诊：服药一料后，身强体壮，患膝已恢复正常，无肌痿。X 片复查：正常，无骨质破坏影像。右膝行走自如。为巩固疗效，防止再度复发，嘱将原方加黄精 100g，牛膝 100g，山楂 100g，山药 100g，炼蜜为丸，每丸重 6g，一日 2 次，开水送服。

一年后随访，体健如常，运动自如，已上学读书，从未复发。

**按：**鹤膝风，又名鹤膝痰，近代称之为膝关节结核。中医学认为是寒痰凝聚于骨关节间引起的一种阴证，病程迁延难愈，《诸病源候论》云："喜着大节解间……喜着鼠蹊髂头胫膝阀，婴孩嗽儿，亦着髂肘背脊也。"《外科心得集》云："附骨痰者，亦生于大腿之侧骨上，为纯阴无阳之证。小儿三岁五岁时，先天不足，三阴亏损，又或因有所伤，致使气不得升，血不得行，凝滞经络，隐隐切痛，遂发此病。"又云："鹤膝痰，鹤膝风者，以膝肿而胻腿枯细，如鹤膝之形而名之也。"明确地论述了本病的发生、命名、症状、体征，至今都有重要的指导意义。

本例患女是典型的膝关节骨痨、鹤膝风症，因外伤后，筋络受损，寒湿泛伏，以致三阴虚衰，患膝肿胀，上下消瘦，潮热盗汗，体倦乏力，神倦食少，一派阴寒凝聚之象。先父选用家传的抗骨痨汤，配合先贤各种验方，随证施治，再配合家传外用经验方，因而内外兼治，得心应手，疗效较速，最后以家传抗骨痨丸两剂而收全功，治愈未复发。

### 5. 骨折迟缓愈合案

柳某，男，54岁，农民。患者于1958年2月7日上山打柴不慎从树上（约2米高）跌下，左上肢先着地，当即左上臂疼痛、肿胀、活动受限，自觉有听到骨折声，左上肢不能抬举活动，无昏迷及恶心呕吐。经人救起送往本地骨科医生治疗，诊断为左肱骨中下段骨折，经手法复位、外用小夹板固定、内服中药等治疗三月，患肢上臂肿胀消失、疼痛减轻，但骨折处自觉有左右移位感。可闻及骨擦音，左上肢活动仍受限，不能抬举，又到本县医院诊治。拍X片为左肱骨中下1/3处骨折，无骨痂生长。诊断为左肱骨中下1/3处陈旧性骨折，迟缓愈合，又给予手法整复，给予左上肢石膏固定。三月后拍X片复查：骨折对位对线尚可，但仍无骨痂生长。又固定三月，并给予打针、服西药治疗等仍无好转，于1969年3月1日转来我院诊治。

查：神清合作，扶拐而行，慢性病容，表情憔悴，舌质淡红，苔薄白，脉细数无力。左上肢肌肉稍萎缩，左肱骨中下1/3处有骨擦音，成假关节活动，左上肢功能障碍。X片复查左肱骨中下1/3处陈旧性骨折，分离约0.3cm，无骨痂生长，但髓腔仍通，无硬化征。

治疗：患肢骨折处用舒活散加热调敷，用桐子树皮夹板成筒状固定后，再外用纸夹板4块超肘关节固定。用木托板及宽布带托住患肢，左肘呈90°固定。每天叩击患肘向上10次，每次5分钟，使患肢被动活动，左肩、肘、腕及手指仍可功能锻炼，但不宜负重、抬举、旋转活动。每日用活血酒按摩患肢1次，骨折处固定不做按摩。

查患者陈伤日久，气血耗伤，肝肾亏损，筋骨不强。骨折复位时牵拉太过，骨折处分离，严重影响了骨折愈合，故骨折新骨不生，久不愈合。治宜内外用药合治，补气血，养肝肾，壮筋骨的补肾壮骨汤加味：

狗胫骨 30g　羊胫骨 30g　鹿角胶（兑服）15g　枸杞子 20g　大枣 10 枚　黄精 20g　何首乌 20g　肉桂（兑服）3g　杜仲 15g　续断 15g　骨碎补 10g　3 剂

经服药 3 剂后，外用中药及双夹板固定，并做纵向叩击患肢治疗后，患者自感患肢骨折处较前稳固，无移位感，但仍感疼痛，不能抬举活动，患肢乏力。效不更方，外治法同前。内服中药原方加党参 15g，黄芪 20g，以固正气、益气血。5 剂。

服药 5 剂后，患者感患肢比前有力、骨折已无移动感，但仍疼痛、不能抬举、精神及食欲均好。为了巩固疗效，患肢骨折处外用接骨散，五日换药 1 次，继续双层夹板固定，并每日 3 次在肘关节底部向肱骨上做纵向叩击 100 次。外用活血酒按摩骨折上下端（未固定处）及肩、肘关节，嘱锻炼患肢功能活动。

内服接骨丸加味一料：

螃蟹（焙黄）8 只　乌鸡骨 100g　煅自然铜 50g　血竭 20g　甲珠 30g　甜瓜子 100g　骨碎补 150g　猪下巴骨 100g　制马钱子 10g　地龙 50g　麻黄 30g　桂枝 50g　丹参 100g　续断 100g　杜仲 100g　黄芪 150g

炼蜜为丸，每丸重 6g，一日 3 次，黄酒送服。

经服完上方一料后，X 片复查：骨折对位对线良好，无分离及成角，有少许骨痂生长，但骨折线还是清晰可见。

查骨折处已较前稳固，无异常活动及假关节状，局部肌肉已好转，无萎缩现象，但患肢仍不能活动，功能障碍。因骨痂生长太少，骨连接不坚强，因而活动不灵活。虽然有初步好转，但还要乘胜再进，巩固疗效，方收全功。否则前功尽弃，致骨不连接，后患无穷。

外治法：外用接骨散加舒活散，黄酒、蜂蜜各半加热调敷患处，三日1次。用内外两层硬纸夹板固定，每日用活血酒按摩患肢，并纵向叩击肘关节向上各100次，一日3次。患肢能做力所能及的功能锻炼，不可超重、超快、超速，以不费力、不痛苦为度。

内治法：嘱一日三餐都要加强营养的摄入，食物变化多样，不可偏食。

内服强筋壮骨丸加味以补气血，益肝肾，强筋壮骨。

紫河车1具　何首乌100g　补骨脂100g　千年健50g　甘草50g　制龟板50g　制豹骨30g　猴骨100g　金毛狗脊100g　鹿角胶50g　三七30g　黄芪100g　红参50g　边桂39g　熟地100g　枣皮100g　枸杞子100g　桂圆肉100g　当归100g

以上一料炼蜜为丸，每丸重6g，一日3次，早晨开水送服，中午、晚上黄酒送服。

如此治疗三月半后，X片复查：肱骨骨折已连接，有大量骨痂生长，对位对线良好，骨折线已模糊。解除固定，停用外用药。用中药陈伤熏洗剂洗患肢，每日1次。查患肢已可抬举，无异常活动，可负重，但不能持久。为了巩固疗效，将上方再进一料为丸剂服，以收全功。一年后复查，患肢功能良好，无畸形，活动自如，可负重，已参加劳动，健如常人。

**按**：此例肱骨中下1/3处骨折，因过度牵拉手法不当、整复多次、内外固定不良，使骨折处分离，骨折段血运不良，致使局部筋骨损伤严重至骨折迟缓愈合，一年多骨未连接、患肢功能丧失、肌痿。患者又年过半百，损伤日久，气血耗伤、肝肾亏损，筋骨不强，故骨不能新生，迟迟不能愈合，此乃骨折患者重症，如治疗不当，可致终身残废，后患无穷。

先父治疗此患，强调要先用正确的手法轻巧复位，再加强局部的外固定，必要时要上双层夹板，先活血化瘀、后接骨续筋外用药，配合对患肢的药酒、按摩、功能锻炼，防止患肢的肌肉萎缩，不利于骨折愈合，并强调一日三餐的营养要加强，不可偏食。在骨折处上下端经常轻手法上下叩击，以防止骨折分离，更紧密地靠拢连接，有利于骨痂的生长、骨折的修复，这都是十分重要的方法。不可偏激，也不可偏废；要持之以恒，贵在坚持。

内治法：先服活血化瘀、强筋壮骨的汤剂，再服续筋接骨的丸剂，最后以补气血、益肝肾壮骨药丸以收全功。先父强调不管内外治法，首先要针对骨折迟缓愈合的病因，去除妨碍骨折愈合的主要因素；再因人而异，辨证施治，此类患者只有重补气血、益肝肾、健脾胃、强筋壮骨，才能收到满意的疗效，力挽逆势，使骨折重新按期愈合，恢复正常的功能。

### 6. 骨化性肌炎案

李某，男，9岁。患儿于1960年2月17日与小伙伴们一起玩耍时，不慎跌伤右肘关节，当即肿胀、畸形、疼痛、活动受限。父母即抱送小儿到本地乡村骨科医生处诊治，按右肘关节脱位处理，手法复位后，外用中药，竹夹板四块固定，一周后解除固定，患肘仍疼痛、肿胀、活动受限。本地乡村医生认为未能复位，又手法复位，小夹板固定一周。解除固定后，患肘仍疼痛、肿胀、活动受限，即送本县医院诊治。X 片诊断为：右肱骨髁上骨折、远断端向后移位（伸直型）已有少许骨痂生长。即在臂丛阻滞麻醉下，行手法整复，上石膏绷带屈曲固定肘关节90°功能位，以后肿胀消退，疼痛减轻。2 月后拍 X 片，骨折对位尚可，对线欠佳，有大量骨痂生长，骨折线已模糊，解除石膏固定后，患肘肿胀消退，但仍疼痛，弯曲及伸直功能障碍。本地按关节僵直所致又行理疗及推拿按摩一月多，未好转。患肘疼痛加重，功能活动受限而转诊。于 5 月 3 日来我院诊治。

刻诊：患儿发育正常，营养中等，神清合作，自动体位，一般情况尚可。右肘关节宽布带 90°悬吊胸前。查：右肘关节 90°屈曲状、压痛，于右肱前肌处，可摸一硬性包块约 1cm×3cm，压痛、无移动，边界可及，随肌肉运动而活动。弯曲及伸直活动均明显受限，患肢肌肉亦轻度萎缩。舌苔薄白，脉细弱。拍 X 片为右肱骨髁上陈旧性骨折（伸直型），对位尚可，对线欠佳，已有大量骨痂生长，骨折线模糊。在肱骨髁上前侧可见一骨化阴影约为 1cm×2cm。

诊断：①右肱骨髁上陈旧性骨折（伸直型）；②右肘关节骨化性肌炎。

治疗：患者肱骨髁上骨折近愈合、定型，已有大量骨痂生长，对位尚可，属于康复恢复期。目前主要是骨折并发重症骨化性肌炎的治疗，内治以活血化瘀、软坚散结、通经活络为治则。以通络伸筋汤加味：

桂枝 5g　木瓜 8g　牛膝 6g　羌活 6g　独活 6g　丹参 10g　三七粉（兑服）3g　川芎 8g　续断 5g　海桐皮 3g　伸筋草 3g　香附 5g　苏梗

6g 大贝 8g 鸡血藤 8g 3 剂

外治：外用活血散加舒活散各一半，酒醋加热调敷患处，二日 1 次；骨折上下按摩，每日 1 次。

服完上方 3 剂后，患肢肘胀已消失，疼痛减轻，但是右肘部骨化性肌性包块仍坚硬不消，压痛，右肘关节功能仍障碍，患肘仍酸痛、乏力。治以壮筋养血，祛湿化瘀，以活血强筋汤加味：

丹参 10g 三棱 6g 莪术 6g 当归 6g 生地 6g 骨碎补 8g 威灵仙 10g 桑寄生 6g 续断 5g 甘草 3g 大贝 5g 苡仁 20g 黄芪 10g 祖师麻 8g 3 剂

外治法：同前。每日用活血酒按摩患肢，右肘部骨化性肌炎处禁止按摩，嘱自动加强患肘伸屈功能锻炼。

服完上方 3 剂及配合外治后，患肢酸痛减轻，肌肉萎缩已好转，右肘关节骨化性肌炎处稍软，压痛减轻，右肘关节屈伸活动范围稍增加一些，但仍活动不便，右肘关节功能障碍。效不更方，上方去骨碎补、桑寄生、续断，加桂枝 5g，血通 6g，伸筋草 3g。3 剂，外治法同前。

上方服完后，患肢活动较前好转，肌肉较前增强，无萎缩，右肘部包块稍软化，但仍压痛，严重影响患肢功能活动。考虑患儿损伤日久，久服汤剂易伤脾胃后天之本，于患儿生长发育不利。嘱服舒筋活络、活血通经的展筋散加味：

桂枝 20g 木通 30g 伸筋草 20g 竹根七 30g 落得打 30g 路路通 50g 见血飞 40g 桑寄生 30g 丹参 50g 三棱 30g 莪术 30g 浙贝母 30g 橘络 30g 川芎 30g

共研细末，每服 5g，一日 3 次，蜂蜜开水送下。

外治法：外用活血软坚膏：

三棱 30g　莪术 30g　甘遂 80g　大戟 80g　生南星 30g　生半夏 30g　生大黄 20g　白芥子 20g　藤黄 80g　芒硝 50g　黄丹 30g　山慈菇 80g　甘松 50g　丹参 50g　红花 30g　血竭 10g　桐油 200g　菜籽油 500g

依古法炮制成软膏，每日外敷骨化性肌炎包块处，每日 1 次，加热调敷患处。

服完上方一料并 1 月外治法后，患儿感患肢疼痛已减大半，患肢屈伸活动较前有力，活动范围增加。查：右肘前方骨化性肌炎包块消退 1/2，压痛减轻，局部较前软化，右肘关节伸屈功能较前增大，但屈曲活动仍受限，效果好转。思之患儿年幼，又改服活血强筋、舒络通经的活络强筋丸加味：

落得打 80g　筋骨草 30g　熟地 60g　当归 50g　龙骨 30g　碎蛇 3 条　杜仲 50g　桂枝 30g　千年健 80g　鳖甲 30g　制远志 20g　土鳖 30g　丹参 50g　川芎 30g　红花 30g　松节 30g　甘松 30g

炼蜜为丸，每丸重 5g，一日 3 次，每服 1 丸，开水送服。

外治法：外用活血软坚膏，加醋加热调敷患处，二日 1 次。

上方丸剂 45 天服完后，配合外治，患肢疼痛已消失，活动有力，屈曲度增加，已可伸直。查：右肘骨化性包块已消失，无压痛，关节伸屈正常，肱骨髁上骨折线已查看不清，无骨性包块。

此患儿骨化性肌炎骨化块已消失，仅屈曲功能稍差，一般情况良好，停用内服药，外用熏洗药行经活络，通利关节：

桂枝 10g　羌活　独活各 10g　二乌各 3g　苏木 10g　甘松 10g　细辛 6g　白芷 8g　赤芍 10g　红花 10g　六月寒 15g　陈艾 10g　石菖蒲

10g　伸筋草 3g　桐油 15g

75%酒精 200mL，开水 1000mL，加热熏洗患肘，每日 1 次。7 天为一疗程，共两个疗程，患肘功能恢复正常。

一年后随访：右上肢无畸形，双上肢对称，功能正常，已上学，无后遗症。

**按：**肱骨髁上骨折，骨折因暴力的连续作用同时发生骨剥离，形成骨膜下血肿，瘀血严重。又由于整复手法粗暴，并多次手法整复，固定不良，加重了骨折处骨与肌肉的损伤，更致骨膜下的血肿，渗入被损伤的肌纤维之间，血肿机化后，通过附近骨膜化骨的诱导，逐渐转变为软骨化骨，在肘关节附近的软组织中可产生广泛的骨化，严重影响肘关节功能活动。X 线拍片，可见到明显的骨化阴影。这是骨折后期的一种严重并发症，临床上屡见不鲜。

先父治疗此患，强调要首先正确使用轻巧、熟炼的手法复位，切忌粗暴，固定要适度，不要过紧过松，内外用药要紧密配合，活血化瘀，行气为先。因而临诊 50 余年，自己一手整复治疗的患者未发生此类并发症，贵在防患于未然。

先父治疗此类患者，以活血化瘀、散寒止痛为先导，再则软坚散结，舒筋活络，通利关节，并创用了熏洗药、活血软坚膏外用药，配合内服丸、药剂，嘱自动功能锻炼，以不痛为度，严禁骨化包块处进行推拿、按摩、牵拉及搬运。内外用药，自动功能锻炼，骨折上下处按摩，因而收效甚佳，防止了关节僵直。

### 7. 腰椎骨折并截瘫案

患者朱某，男，33 岁，于 1958 年 7 月 3 日上山打柴不慎从约高 5

米的崖上跌下，当时昏倒在地（时间不详），苏醒后感腰痛。腰及双下肢不能活动，无恶心呕吐，经呻吟呼救被人发现救起，护送本县医院诊治，经X片及临床检查，诊断为第一腰椎骨折并截瘫，治疗2月无效而转送我处诊治。

刻诊：神清合作，发育正常，营养中等，回答切题，仰卧位。苔薄白，舌质红，脉弦。上腰部微肿、压痛，腰肌紧张。第一腰椎后突畸形。腹膨隆，肠鸣音存在。第二腰椎下感觉消失，腰及双下肢运动功能丧失，大小便失禁，双下肢肌张力消失，腱反射减弱，瘫痪肌群有萎缩现象，无病理反射。腰椎X片示第一腰椎体前缘压缩1/2。无脱位征。

诊断：第一腰椎压缩性骨折并截瘫（弛缓型、软瘫）。

治疗：患者伤后血瘀气滞，大便秘结，损伤经络，脏腑阴阳失调，先用过伸手法复位后，卧硬板床，腰部骨折处置软枕垫，保持脊柱过伸位。治以活血祛瘀，疏通督脉。散瘀活血汤加味：

刘寄奴15g　地锦草15g　三七粉（兑服）10g　泽兰15g　三棱15g　莪术15g　穿山甲10g　血竭（兑服）10g　赤芍15g　乳香10g　姜黄10g　见血飞15g　九香虫10g　蛇难爬15g　酒军（后下）15g　生地10g　红花10g　桃仁10g　2剂

外治法：外用洗手丹药酒擦涂腰部，外敷消肿散；每日用活血酒擦双下肢，并推拿按摩臀部及双下肢，手法稍重，防止肌肉萎缩，截瘫常规护理，防止受凉感冒、褥疮；防止尿路感染，先留置导尿管；鼓励患者多做自我腹部按摩及力所能及的功能锻炼，促进气血流通，加强新陈代谢，提高机体抵抗力，减少并发症的发生；锻炼肌力，为恢复肢体下地活动做充分的准备，以利修复。

经上述处理及服中药2剂后，自感腰部沉重感减轻，痛减，大便已二日 1 次，小便仍失禁，双下肢无感觉。效不更方。上方去乳香、泽兰、见血飞，加丹参 15g，茯苓皮 15g，3 剂。外治法同前。

腹胀消退，大便已通，腰痛减轻，但仍感小腹部胀、小便失禁、双下肢无感觉。治以行气利腑，活血通淋，通调水道。通腑利淋汤加减：

白茅根 30g　牛耳大黄 10g　鸡矢藤 10g　马鞭草 12g　琥珀（兑服）10g　前仁 20g　木通 15g　猪苓 15g　海金沙 15g　甘草 6g　王不留行 15g　丹参 15g　地龙 15g　3 剂

外治法：加强臀部及双下肢推拿按摩，自我腹部按摩，外用活血散加热酒调敷腰部，二日 1 次。多食鱼汤、鸡汤、水果类，加强营养。

经服上方后，自感小腹胀消失，大便二日 1 次。仍感腰痛，身软乏力，双下肢无感觉。治以益肾活血，利腑逐瘀。利肾化瘀汤加味：

生地 15g　杜仲 15g　茯苓 15g　泽泻 12g　琥珀（兑服）10g　桃仁 10g　参三七 10g　火麻仁 10g　瓜蒌仁 10g　石韦 15g　泡参 30g　黄芪 20g　3 剂。

外治法同前。

经服上方 3 剂后，小便通畅，大便成形，二日 1 次。先活血化瘀，调节大小便之道路，使瘀血气滞得解，以图后效。原方再进 3 剂。外治法同前。

患者因受伤后近三月，双下肢瘫痪未好转，二便不能自理，自感不能治愈，对治疗丧失信心，悲观失望，烦躁不安，因而气滞肝郁作痛，腹胀满，食少，二便亦少，身软乏力，舌苔薄黄，脉弦紧。此乃久伤思虑悲观太过，肝郁不舒，脾胃失调。治以舒肝理气。逍遥散加味：

当归 10g　炒白芍 15g　柴胡 12g　川芎 15g　薄荷 10g　炒白术 12g　甘草 5g　佛手 12g　广香 10g　砂仁（兑服）8g　山楂 20g　谷芽

15g　苡仁 15g　3 剂

外治法同前。

服逍遥散加味 2 剂后，患者情绪好转，已能安静入睡，食欲增加。但双下肢仍无感觉，二便失禁，舌质淡红，苔薄白，脉细弱无力。久病卧床，肝肾虚损。治以补肝益肾，通经活络。治瘫汤加味：

小鸽子 1 只　羊腿骨 50g　制豹骨 10g（研末冲服）　猴骨 15g　附片 10g（先煎）　黄芪 20g　桂枝 10g　当归 10g　地龙 15g　党参 15g　杜仲 10g　熟地 10g　牛膝 15g　鹿角片 10g　狗脊 12g　白术 10g　五味子 8g　炙甘草 5g　枸杞子 10g

3 剂

二日服 1 剂，小鸽子煮熟后去药渣，服药汁，吃鸽子肉。小鸽子以不足 1 年的为佳。

外治法：腰部外敷活血散，腰部及双下肢用活血酒按摩，每日 1 次。并加点穴按摩，选穴华佗夹脊穴、关元、肾俞、命门、阳关、阳陵泉、大肠俞、次髎、环跳、殷门、委中、承山、昆仑、涌泉等穴，每天酌情轮流选用，重手法。

嘱患者在床上加强自身力所能及的功能锻炼。自我按摩及活动腰部、腹部、会阴部、搬动双下肢。

经过上述处理，服上方 3 剂后，患者自感精神转佳，神清气爽，并感下腹部有热胀感，时而有尿意。已拔除导尿管，有尿感时可及时配合使用便壶。患者自觉康复有望，因而信心增强，锻炼更加主动积极。效不更方，原方加泽泻 15g，茯苓皮 15g，以通调水道。经络通达有度，使大小便能自控，以利阴阳开和，气血畅通，促进肢体感觉恢复，原方再进 5 剂。

外治法：同前。

经上述治疗后，患者腰痛大减，精神食欲正常，大小便已能控制，并能有规律地自解。感觉、冷热觉已恢复到双下肢大腿中段。勤翻身，勤锻炼，勤按摩，临床未见褥疮、肺炎、泌尿系感染等并发症的发生，双下肢肌肉无萎缩。表明经络得通，气血得畅，筋骨得养，再生有道。为了促进瘫痪的根本好转，选用通利关节的经验方枳马二仙丹（又名跳骨丹）加味：

枳壳 30g　制马钱子 50g　穿山甲 30g　蜈蚣 10 条　全虫 30g　地鳖虫 30g　九香虫 15g　血竭 10g　麝香 0.5g　鹿茸 3g

上药共研细末，每服 2g，一日 3 次，黄酒送服。

内服补肝益肾，强筋壮骨的补肾壮骨汤加味：

狗胫骨 30g　羊胫骨 30g　鹿角胶（兑服）20g　枸杞子 15g　大枣 10 枚　黄精 30g　何首乌 20g　党参 20g　熟地 15g　边桂（兑服）5g　黄芪 20g　5 剂

二日 1 剂，一日 3 次。

外治法：腰部停敷外用药，涂擦活血酒，按摩腰部、腹部、双下肢，经穴按摩同前，重手法，轮流选穴。

患者服用枳马二仙丹加味散剂 10 天后，感觉躯干及四肢肌肉有抽动感，时而双下肢不自主抖动。双下肢感觉、冷热觉、痛觉已逐渐恢复，二便已能控制。已可坐起，并能自己翻身，仅感双下肢沉重，不能抬举。

药已中病，继服原方药剂，并嘱患者在床边坐起垂足，并由人扶着做双杠内行走，防止摔倒，循序渐进，每日锻炼以能耐受为度，不宜操之过急，以防意外事故的发生，并加重身体新的损伤。

经服枳马二仙丹加味一料，35天后检查双下肢，其感觉、痛觉、冷热觉已恢复，肌力恢复，腱反射正常，无病理反射。腰部X片无后突畸形。已可扶双拐下床行走。但仍感双下肢乏力，行走时轻飘如踩棉花，不能远行。此乃督脉受损，脾肾阳虚，气血衰弱所致。应补肾强身，壮腰健骨，固本培元。以补筋壮腰丸加味缓图之：

煅螃蟹10只　鲢鱼肚100g　虎骨20g　豹骨50g　狗骨100g　猪下巴骨100g　海马30g　海龙30g　边桂30g　制马钱子20g　麻黄30g　牛膝100g　龟板100g　枸杞子100g　补骨脂100g　川断100g　肉苁蓉100g　鹿衔草100g　碎蛇30g　九香虫30g　菌灵芝50g　红参30g　黄芪100g　熟地80g　穿山甲30g　制香附50g

共研细末，炼蜜为丸，每丸重9g，一日3次，早晨淡盐水送服，中午、晚上黄酒送服，饭后服。

外治法：同前。嘱患者加强腰背部及双下肢功能锻炼，在亲人陪同下到户外锻炼，逐渐丢弃拐杖，站立行走，自理生活。

经服上方丸剂四月后，患者双下肢感觉、知觉、触觉、冷热觉均已恢复，腰部活动自如，无后突畸形，拾物试验（－）。双下肢行走自如，无畸形，无肌萎，肌腱反射正常。神经反射存在。可做轻家务劳动。

两年后随访，体健如常。虽可参加一般农业劳动，但挑、抬、搬运等重体力劳动尚不能参加。

**按：**《灵枢·寒热病》云："若有所堕坠，四肢懈惰不收，名曰体惰。"《素问·骨空论》云："督脉者……贯脊属肾，与太阳起于目内眦，上额交巅，上入络脑，还出别下项，循肩膊，内夹脊抵腰中，入循膂络肾。"早在古代，先贤都明确认为，外伤性截瘫与督脉损伤相关。伤后由于血瘀气滞，手、足三阳经失去总督，诸阴经失去交会而发生阴阳失调，出现肢体瘫痪、知动觉丧失、二便失禁等重症危候。元代危亦林《世医得效方》指出："凡挫脊骨，不可用手整服，须用软绳从脚吊起坠下，身直其骨便自归窠，未直则未归窠，须要待其骨直归窠，却用接骨膏或补血膏敷，以桑皮一片放在药上，杉皮两三片安在桑皮上，用软物缠夹定莫令屈，用药治之。"这就是我国治疗胸腰椎屈曲型压缩性骨折的传统治疗方法。比欧美用此法早500多年，现在都广泛应用，效果良好。

先父治疗外伤性截瘫，早期因督脉损伤，而督脉又为阳经之会，督伤络阻、气血逆乱，故"四肢懈惰"，不仁不用，肢体麻痹，多为瘀血阻滞，经络不通。宜活血化瘀，疏通督脉，舒筋壮骨。内外合治，加强按摩及被动下肢功能活动，防止了截瘫的常见并发症。截瘫三月后，多属脾肾阳虚，督伤络阻，阳气不能温煦透达四末。治宜补肝益肾，助阳补火，温经通络，以治肢体不仁不用。后期气血两虚，肝脾肾俱弱。治宜大剂补养，固本培元，扶正除邪，以利康复。先父在治瘫汤、补肾建骨汤、补肾壮骨丸中加入大量血肉有情之品，以补养筋骨、通调经络。在外治法中又加经穴重手法按摩，以疏通督脉、足太阳膀胱经、手太阳大肠经。配合马钱子等药以镇痉息风，养血柔肝，以利于肢体感、知、动觉恢复。

本例患者为壮年农民，思想负担不大，积极配合医护人员的治疗，无并发症出现，又自觉积极加强肢体功能重建，坚持不懈地努力锻炼，使患者肢体未废用萎缩，知、感觉及动觉逐渐恢复，二便能自我控制，功能恢复良好，截瘫也得到了治愈，表明了内外结合、医患结合、主动与被动结合，而能互相完善、补充、提高，达到了满意的效果。

### 8. 股骨头骨软骨病案

苏某，男，7岁。患儿于1956年3月5日行走不慎跌伤右髋部，当时微肿疼痛，经本地医院按软组织挫伤治疗半月而愈。一月后因贪玩过久，汗出受寒而感冒，恶寒发热，经治痊愈。但感右髋部疼痛，活动后加剧，休息后好转，反复发作，继而出现患肢大腿上段肌肉萎缩，稍跛行。本地按"骨痨"治疗未见好转，3个月后来我处就诊。

查：患儿为形体消瘦，先天不足之象。神倦喜卧，右髋关节压痛、微肿、轻度屈曲及内收畸形，内收肌群紧张，右髋关节活动受限，以外展及内收活动受限明显，大转子稍向外凸。右臀部及右大腿肌肉轻度萎缩，右下肢行走轻度跛行。舌质淡红，舌苔薄白，脉细数无力。右髋外展试验（＋），右下肢"4"字外旋试验（＋）。右髋关节X片示：右髋关节囊阴影稍扩大，关节间隙稍增宽，股骨头骨质轻度致密，股骨颈上端骨质稍疏松。未查见骨质破坏影像。

诊断：右股骨头骨软骨病。

治疗：患儿有外伤，又感寒劳损而发病，故先解其表寒，再图后治。以驱风散寒汤加味：

荆芥5g　薄荷6g　苏梗6g　白芷5g　防风5g　大葱2根　生姜2片　大枣5枚　甘草3g　柚树叶3片　红糖10g　牛膝6g　1剂

外用：活血散用酒醋各半加热调敷患部，并将右下肢做悬布吊皮牵引，卧床休息。

服药2天后，表邪已解，寒邪已除，再治其本。因有外伤及劳损史，故先活血化瘀、消肿止痛、疏通经络。以散瘀活血汤加味：

刘寄奴6g　地锦草6g　竹三七5g　泽兰6g　三棱5g　莪术5g　甲珠（兑服）3g　血竭（兑服）3g　赤芍5g　乳香3g　见血飞

5g　九香虫 3g　蛇难爬 5g　牛膝 5g　丹参 6g　3 剂

外治法同前。

服上方后，患肢已无肿胀，疼痛减轻，但仍感右下肢沉重，右髋阵发性酸痛，舌苔薄黄，脉细数。治以宣痹通筋，祛风逐湿。通络伸筋汤加味：

桂枝 3g　木瓜 8g　牛膝 8g　羌活　独活各 5g　丹参 10g　三七粉（兑服）3g　川芎 5g　续断 5g　海桐皮 5g　香附 5g　苡仁 20g　甘草 3g　3 剂

外治法同前。

服上方后，患儿自感右髋酸痛减轻，已无沉重感，但活动仍受限。治以养血壮筋，化瘀祛湿。活血强筋汤加味：

丹参 10g　当归 8g　生地 6g　骨碎补 6g　五加皮 5g　威灵仙 5g　桑寄生 5g　续断 6g　甘草 3g　牛膝 5g　黄芪 10g　鸡血藤 10g　3 剂

外治法同前，并嘱在床上功能锻炼。

经服上方后，患肢疼痛减轻，活动较前好转。肌肉已无萎缩，但仍感身软乏力，患肢活动无力。此乃病久筋骨萎软，气血虚弱。治以温补和阳，散寒通滞，强筋壮骨。补肾壮骨汤加味：

狗胫骨 10g　羊胫骨 10g　鹿角胶（兑服）10g　大枣 5 枚　黄精 10g　何首乌 10g　边桂 3g　麻黄 3g　熟地 8g　党参 10g　黄芪 10g　牛膝 10g　甘草 3g　仙灵脾 10g　女贞子 10g　5 剂

外治法同前。

服上方 5 剂后，患肢萎软减轻，精神增加，食欲好转。已解除牵引，可下床行走，走久了稍显跛态。因患儿系纯阳之体，素体虚弱，久服汤剂易损脾胃后天之本，以丸剂服之缓图而收效。跌打大力丸加味：

豹骨 30g　红参 20g　黄芪 100g　黄精 100g　制龟板 50g　桂圆肉 50g　煅狗腿骨 50g　煅公鸡骨 50g　龙骨 50g　牡蛎 10g　五味子 30g　桂枝 20g　枸杞子 50g　仙灵脾 50g　白芍 50g　何首乌 50g　狗脊 50g

将上药共研细末，炼蜜为丸，每丸重 5g，一日 2 次，开水送服。

外治法：停敷外用药。外用舒筋活络，祛风除湿，软坚散结之洗油水药熏洗右髋关节。

白附子 10g　南星 10g　防风 10g　二乌各 5g　甘松 10g　白芷 10g　赤芍 10g　细辛 10g　红花 10g　陈艾 10g　桂枝 10g　牛膝 10g　石菖蒲 10g　荆芥 10g　薄荷 10g　苏木 10g　桐油 20g　5 剂

每日用 50%酒精 800mL 加开水 1000mL，煎煮熏洗右髋关节，至酒水煎干为度，每日 1 次。1 剂药可用 7 天，然后更换另 1 剂。

患儿服丸药 35 天及患髋熏洗后，体质增强，右腿活动较前好转，行走自如无跛行。X 片复查：右髋关节间隙正常，无骨质破坏影像，未发现异常，与前片比较已恢复正常。

为了巩固疗效，再服药二月，患儿不仅右髋病变已愈合，而且体质好转，精神好转，食欲正常，已能上学读书。

一年后随访，体健如常，未复发。

**按：**本病类似古代医籍所属"骨蚀"范畴。始见于《灵枢·刺节真邪》："虚邪之于身也深，寒与热相搏，久留而内著，寒胜其热，则骨痛内枯……内伤骨为骨蚀。"阐明了本病的发病机理与症状，当代又称骨骺炎，又多倾向于为骨骺无菌性坏死。现代研究认为，本病是由于骨骺软骨血循环障碍，不是炎性改变，因缺血而坏死，故多称为缺血性坏死。临床常见于少年的股骨头、胫骨结节，多有外伤史、受寒史及劳损史。

治疗此病，先父先解表除寒，再活血化瘀、舒经活络，又加重补养气血、补肝益肾的血肉有情之药强筋壮骨、固本培元，以丸类药图效。因而防止了病情的恶化，截断了坏死的途径。外用舒筋活血、除湿祛风、畅通经络药，使肌肉得健，气血运行，筋骨坚强，恢复功能，因而内外兼治，类似本病的治疗效果十分显著。

### 9. 历节风案

黄某，男，25岁，汽车司机，退伍军人。患者于1950年参加"抗美援朝"的战斗中曾埋伏于雪地，停战后则周身疼痛，以双手、双脚为甚，活动不便，曾在部队医院治疗好转，于1956年2月复员回原籍，在某汽车队开车。因劳累后受寒感冒，4月初发病，四肢关节疼痛、肿胀，以小关节为甚，与气候变化有关，天寒或下雨时则疼痛加剧。以肘、膝关节显著、活动受限，曾住某医院检查诊断为"类风湿性关节炎"，经服西药治疗稍好转，曾服激素类药症状稍缓解，停药又复发，人又发胖变形，因而不愿西医治疗而转诊。7月28日初诊。

刻诊：神清合作，跛行来诊，表情憔悴，稍呈满月脸，手、足微肿，指、趾稍呈梭形，两肘弯曲不直，两膝屈而难伸。测血沉90mm／h，类风湿乳胶试验阳性。胃呆纳少，全身轻度浮肿，面色苍白，舌质淡红，苔黄腻，脉象弦细。证属着痹。风寒湿邪久损经络，脾胃失运，肝肾精血亏耗，气血俱虚。治先祛痹化湿，行经逐寒。化湿止痛汤加味：

苡仁30g　姜虫15g　草果仁10g　厚朴10g　通草6g　细辛

8g　白芷 12g　甘草 6g　千年健 15g　苍术 20g　钻地风 15g　麻黄根 10g　木防己 10g　制首乌 15g　制南星（先煎）10g　5 剂

另以全虫 30g，白花蛇 2 条，蚣蜈 5 条，黄芪 30g，共研极细末，一日 3 次，蜂蜜开水兑服，五日服完。

外治法：风湿骨痛酒加热，每日涂擦肿痛部位，并做按摩肘、膝关节及指、趾关节外用舒活散加热敷贴，二日 1 次。

经服上方及外治后，肿胀稍消退，四肢关节疼痛减轻，但仍活动受限，胃纳欠佳，天寒冷则疼痛加剧。舌质淡红，苔薄黄，脉细弦。治以健脾燥湿，祛风散寒之风湿骨痛汤加味：

制马钱子（先煎）3g　地龙 15g　麻黄 10g　茅术 20g　细辛 8g　苡仁 30g　络石藤 15g　海风藤 15g　石楠藤 15g　穿山龙 15g　活马根 20g　桑树根 15g　砂仁（兑服）6g　白豆蔻（兑服）6g　大枣 10 枚　生姜 2 片　泡参 30g　10 剂

另以全虫 50g，姜虫 50g，胆星 30g，蜈蚣 5 条，白花蛇 3 条，黄芪 50g，共研细末，一日 2 次，蜂蜜开水兑服，10 日服完。

外治法同前。嘱将煎汤用的内服药渣用布包好，酒水各半煎煮 2000mL，熏洗四肢关节，并加强四肢关节功能锻炼，做力所能及的活动，微汗即止。

经上方治疗后，四肢关节肿痛减轻，胃纳好转，满月脸已消失，手、足肿胀已消，仍感四肢关节酸痛，屈伸不利，时而麻木，体倦乏力，舌质淡红，苔薄白，脉细数。补益肝肾，健脾祛痹，舒筋通络。补肾汤合风湿骨痛汤加味：

黑芝麻 10g　党参 15g　白术 12g　枸杞子 10g　桂圆肉 10g　熟地 12g　天麻粉（兑服）15g　地龙 10g　麻黄 10g　茅术 10g　细辛

6g　苡仁 30g　海风藤 15g　活马根 15g　桑树根 15g　络石藤 15g　老鹳草 15g　大枣 10 枚　15 剂

另以制马钱子 12g，全虫 50g，姜虫 100g，胆星 50g，蜈蚣 10 条，白花蛇 5 条，豹骨 30g，黄芪 80g，共研细末，一日 2 次，蜂蜜开水兑服，半月服完。

外治法：四肢大关节用风湿骨罐拔火罐后，外用风湿油加热涂擦；按摩四肢及手、足小关节处，一日 1 次。肘、膝关节用舒和散加酒、风湿油加热调敷，三日 1 次。

经上法治疗后，四肢关节酸痛大减，肿胀已消失，四肢活动较前好转，面色转红润，胃纳已复，精神好转。但肘、膝关节活动仍受限，跛行。药已中病，守原方再进 15 剂，外治法同前，并嘱患者加强营养，加强患肢功能锻炼，防止潮湿受寒，注意自身保暖。

服上方一月后，患者四肢酸痛已大减，无肿胀，无小关节变形，手指、足趾活动正常，无麻木。仅感肘、膝关节酸痛，屈伸不利。久服汤剂，影响肠胃，胃纳不佳，故改用丸剂以图根治。治以祛风逐湿，散寒通络的宣痹马钱丸加味：

制马钱子 20g　制二乌各 30g　老鹳草 100g　丁公藤 50g　桑枝 150g　豨莶草 100g　活马根 100g　祖师麻 80g　麻黄 50g　细辛 50g　钻地风 100g　虎骨 30g　苡仁 200g　桂枝 50g　木瓜 150g　牛膝 150g　白花蛇 10 条　乌梢蛇 150g　党参 200g　黄芪 200g　全虫 100g　姜虫 200g　天麻 200g

共研细末，炼蜜为丸，每丸重 8g，一日 3 次，开水送服。

外治法：外用风湿药酒涂擦四肢，并用重手法按摩，以通利关节，活血强筋。

外用洗油火药加味：

白附子 10g　马钱子 10g　生二乌各 5g　生南星 10g　防风 10g　甘松 10g　白芷 10g　赤芍 10g　细辛 15g　红花 10g　陈艾 10g　桂枝 10g　牛膝 10g　石菖蒲 10g　荆芥 10g　薄荷 10g　苏木 10g　松节 10g　麻黄 10g　桐油 50g

用白酒 1000mL，开水 2000mL，在铁锅内加入上药，加热熏洗肘、膝关节及手足，至药液熬干后，第二天再用，每剂药洗 5 天，每次熏洗约 10 分钟。熏洗后，以龚氏舒络排筋法活动四肢关节，每日 1 次。10 天为一疗程。一疗程后休息 2 天，再开始第二疗程，以此类推。

经服上述丸药四月后，配合洗油火药熏洗按摩。患者自我感觉良好，精神、饮食正常，四肢关节亦无酸痛肿胀，肘、膝关节及指、趾关节活动自如，无畸形，无功能障碍。复查血沉 20mm／h，类风湿乳胶试验阴性。为巩固疗效，以十全大补丸善其后。2 年后随访，健如常人，已恢复司机工作，曾感冒受凉亦未复发，四肢关节功能正常。

**按**：《金匮要略·中风历节病》云："病历节不可屈伸疼痛，乌头汤主之。"《圣济总录·历节风》云："历节风者，由气血衰弱，为风寒所侵，血气凝涩，不得流通关节，诸节无以滋养，真邪相搏，所历之节，悉皆疼痛，故谓历节风也。痛甚使人短气汗出，肢节不可屈伸。"《素问·痹论》云："风寒湿三气杂至，合而为痹也。其风气胜者为行痹，寒气甚者为痛痹，湿气胜者为着痹也。"《诸病源候论·风病诸候》云："历节风之状，短气自汗出，历节疼痛不可忍，屈伸不得是也。由饮酒腠理开，汗出当风所致也。亦有气血虚，受风邪而得之者，风历关节，与气血相搏交攻，故疼痛；血气虚则汗也，风冷搏于筋，则不可屈伸，为历节风也。"这些都非常明确地指出了历节风病因病理为风寒湿邪侵袭入里，所致骨节不红不热，但觉肿痛的病症，今称为类风湿性关节炎。属于着痹、骨痹、筋痹的范畴。经脉阻滞，内有肝肾精血虚弱，以致经络阻隔，气血凝滞，留连久着，病邪逐渐渗透深入，导致肝肾两伤，肝主筋，肾主骨，肝肾伤则筋骨失养，病邪首先侵犯四肢小关节，逐步恶化，至关节僵硬、畸形，病情迁延难愈，甚至终身。

治疗此病，先父强调发表散寒，祛除寒湿风邪为先；再用调补脾胃，燥湿化湿；然后疏经通络，补养肝肾，培补气血，温通血脉。要内外合治。外治法以风湿酒按摩，洗油火药熏洗，对通利关节、恢复关节功能十分重要，不可缺少。

本例患者因受风寒湿邪入侵而发病，属于风寒湿痹型，为痛痹。因治疗不及时，劳累受寒又发病，因而手、肘、膝关节肿痛较甚，肢体关节脉络不通，久病耗阴伤血损髓，致使经脉、骨髓失养，从而致关节肿胀变形、屈伸不利。先父先解表散寒，再祛风通络、调补气血、温通血脉、补养肝肾、扶正祛邪。重用了马钱子、二乌、全虫、姜虫、白花蛇、乌梢蛇等祛风除湿药，又外用风湿酒、洗油火药涂擦按摩，疏导关节，活动筋骨，治其本而根除邪，内外合治，加强自身功能锻炼，因而相得益彰，截断病情的迁延恶化，以病邪得解。正气得复，因而收效甚佳。

# 三、龚桂烈临床经验选

## 1. 龚氏烫洗疗法治疗陈旧性骨折及脱位 139 例

在创伤中，有一部分骨折或关节脱位患者在受伤后未能及时正确的处理及治疗，或虽经整复治疗，但由于条件、技术和经验的限制，未能正确复位、牵引、固定、药物治疗，以致成为陈旧性骨折和脱位（以下简称陈伤），以致关节僵硬、骨折畸形、肌肉萎缩、功能活动严重障碍，使患者在生活上、工作上都有较大困难和痛苦。此病为临床骨伤科疑难重症，治疗很棘手。有的虽经手术矫正，但功能恢复并不令人满意；有的还会产生一些后遗症、并发症等。

龚氏烫洗疗法是先父龚治平继承祖父龚益斋的经验创立的，独成一法，通过我们 30 多年来的临床实践，对陈伤治疗效果较优，促进功能恢复较佳，为一常法。现仅将其疗法的运用简介于下，供同道参考。

（1）陈旧性损伤的分类

为了叙述此疗法方便起见，根据我们临床观察实践、综合分析研究，试行了初步分类，原则是以陈伤的伤势程度为主，创伤后的时间、年龄、部位、未经治疗或经治疗但未达到复位目的的次数，造成局部硬或轻度损伤及血运和功能障碍的情况。这些都有不同的转归及预后，并与治疗效果有密切的关系，现试探性地把陈伤分为三类：

第一类：可全能复位者。这种患者，即使在受伤 3 个月左右或更长时间，患肢虽然未得到完整的正确治疗，但局部肌肤红润、损伤部位疼痛、关节强直僵硬不甚严重，大多数经烫洗疗法与整复后，能恢复原有功能，青少年易于中老年。

第二类：可半能复位者。大多数在受伤 3 个月左右或更长时间来就诊者，经多时、多地治疗无效。其局部皮肤呈紫暗色，损伤部位肿胀、畸形、压痛、功能障碍。这种患者经烫洗疗法与整复后，虽不能达到解剖复位，但功能恢复多比原来明显好转，特别是年龄在 40 岁以下者效果更佳。

第三类：不能复位者，受伤时间已超过 3 个月，骨折已坚固地畸形骨性愈合，不可能用手法折断者。还有受伤三四个月以上，伤处皮肤呈暗紫色，皮肤粗硬，关节强直僵硬、麻木、疼痛、畸形或创伤局部已有化脓感染，或并发其他损伤（药物性皮疹或固定挤压伤，血管、神经损伤），患肢肌肉萎缩。这种患者不能手法复位，如强行手法整复，会加重局部骨关节、肌肉、血管、神经损伤，并造成终身残废等严重后遗症。一般以功能恢复治疗或手术治疗。

（2）陈旧性损伤的治疗

先用烫洗法熏洗按摩患部，使局部肌肉疏松、气血流畅、粘连松弛、局部神经反射暂时迟钝而利于施行手法复位。

烫洗疗法的操作：用烫洗剂 50～120g（视局部损伤程度而定）放于小铁锅内，再加入白酒和桐油，其比例为 10：3，然后置于火上，沸腾后用于烫洗患部，熬干时只加白酒不加桐油，如此加三次烫洗患部，酒、油熬干后，退火。用草纸擦净皮肤，立刻进行该部位临床所应用的手法整复或功能锻炼。

此法应用时必须注意：

①术者将锅内煮沸的药液用手浇在患者伤处进行反复烫洗，每次时间 30～90 分钟。操作要先轻后重、揉搓、推拿、提按、拍打等，使局部关节周围皮肤红润，以肌肉筋脉软化松弛为宜，否则不能达到效果。

手法操作要做到重而不滞，轻而不浮，运劲灵巧自然。切忌粗暴，以免肌肤破损。

②当火置于锅底时，锅内药酒沸腾，看很烫，但其实因油的作用而不会烫手的，不要畏惧。

③用手抓锅内药液时，手指不要触及锅底，否则有烧手之虑。

④加药酒的次数和份量要根据陈伤的时间、伤势的轻重、患者的体质而定，不可拘执。

⑤伤势严重者，选用玉枢散调酒、醋各半加热调敷患部，1～3日后，每日烫洗，如局部松弛再进行手法整复。

（3）药物与方剂

①烫洗剂（原名洗油火如神散）

来源：祖传秘方，临床上有所创改。

处方：白附子30g，南星30g，防风30g，二乌各10g，甘松10g，白芷15g，赤芍10g，细辛15g，红花10g，陈艾20g，桂枝20g，牛膝20g，石菖蒲20g，苏木20g，马钱子10g，麻黄10g。

制法及用法：以上为1次量，如欲多备，可按此比例增加，共研细末备用。直接加入锅内煎桐油及油至沸腾后烫洗。有伤口者禁用。

功效：活血通脉，舒筋活络，祛风除湿，软坚散结。

作用简析：二乌、南星、马钱子、细辛有逐痹之效，有麻痹局部神经、止痛舒筋之功，手法复位时使之无肌肉紧张之虑。白附子、防风、麻黄、桂枝、苏木、陈艾、石菖蒲有祛风散寒、温里止痛之功效，使血流通畅而不致硬结。赤芍、红花、牛膝能活血化瘀，行经通络，并使受伤后的关节囊撕裂及瘀血在关节附近机化，形成瘢痕松弛。甘松、白芷理气止痛，开郁醒脾，调节局部神经。兼用辛温之白酒，更能提高药物的作用，发挥药效，刺激局部组织，防止因反应性或外伤性渗出作用而产生新的损伤或粘连。桐油能油润肌肤，逐湿温经，通络止痛，保护皮肤。所以烫法后局部虽充血、潮红，但无肌肤坏死之弊。总之，烫洗疗法能充分发挥药物作用，能较持久地疏松肌肉关节，促进血液循环，使僵硬的瘢痕组织松解而解除粘连，松动局部软组织，利于手法复位，所以是治疗、整复陈旧性损伤后期较为妥当的方法之一。

②玉枢散

来源：祖传秘方。

处方：六月寒、飞天蜈蚣。

制法：夏季采六月寒（全草）阴干为末，秋季采飞天蜈蚣（用其根皮）晒干为末，分别贮藏。外用时以3：7比例拌匀，用50%酒精调，加热后敷贴患处。

作用简析：六月寒在《本草纲目》和其他药物学书籍上均无记载。仅在本地《草药志》上谓此药性，曰："热性，有小毒，温通血脉，专治跌打损伤、痹症麻木。"飞天蜈蚣有消肿逐瘀、续筋接骨之功效。两药合用，有活血化瘀、逐寒止痛、散结开痹之效，故手法整复前几日用之效果良好，但新伤及炎症者禁用六月寒。

（4）临床资料

本组收集1975～1985年病历资料较完整的陈旧性损伤共139例。其中男85例，女54例。1～20岁21例，21～40岁61例，41～60岁39例，61～70岁18例。

陈旧性骨折78例，陈旧性脱位40例，陈旧性骨折伴脱位21例。其中四肢骨折81例，躯干骨折19例，均无神经、血管损伤。

完全复位者45例，半复位者56例，不能复位者38例。

无效病例 17 例，因年迈或体弱不愿坚持治疗而自动中止者，未达到疗程效果。

治愈 45 例，占 32.37%；好转 56 例，占 40.29%，无效 38 例，占 27.34%；有效率 72.66%。

治疗时间：1 个月以上 83 例，2 个月以上 35 例，3 个月以上 21 例。

（5）典型病例

例 1：王某，男，45 岁，农民。1982 年 3 月中旬，在搬运煤炭时不慎滑倒在地，右上肢外展，手掌先着地，当即有腕肿胀、畸形、功能障碍。经当地治疗 4 个多月，肿胀消退，但功能活动受限、疼痛。于同年五月中旬来就诊。

刻诊：患者右腕关节餐叉样弯曲畸形，局部皮肤稍凉，肌肉萎缩硬化，右腕关节旋转功能障碍，不能翻转，五指僵直不能屈曲。

X 片示：右桡骨远端陈旧性柯氏骨折，远断端向背侧移位，并有中等骨痂形成，骨折线波及右腕关节。

诊断：右桡骨远端陈旧性骨折，畸形愈合。

治疗：内服风湿骨痛汤加减。

制马钱子（先煎）3g　麻黄 6g　桂枝 8g　茅术 10g　细辛 6g　苡仁 30g　络石藤 20g　海风藤 20g　石楠藤 20g　穿山龙 15g　桑树根 10g　当归 10g　川芎 10g　丹参 20g　甘草 5g　3 剂

外用玉枢散，酒水各半加热调敷患处，每日 1 次。每日用洗油火烫洗剂熏洗患肢 1 小时。五日后局部皮温正常，僵硬软化，用烫洗剂熏洗后手法复位，小夹板固定。外用接骨散，半月后解除固定。用烫洗剂熏洗患肢，治疗关节并嘱加强患肢功能锻炼。1 月后 X 片复查：骨折对位对线良好，已有大量骨痂生长。畸形消失，功能恢复正常。一年后随访，患肢功能正常，可参加劳动，无后遗症。

例2：李某，女，48岁，工人。1980年6月上旬在劳动中不慎跌伤右肘关节，肿胀、疼痛、畸形、功能障碍，经某医院拍X片示：右肱骨髁上骨折（屈曲型），经手法复位伸直并石膏绷带固定，屈曲及旋转活动均受限。X片复查：对位对线不良，有少量骨痂生长。又在外到处求医，均被手法暴力复位处理，效果不良，于8月中旬来就诊。

刻诊：发育正常，营养中等，神清合作，自动体位，一般情况尚可，右肘关节粗大畸形，局部僵硬、压痛，屈曲及伸直活动均明显受限。

内服活血强筋汤加减。

丹参20g　三棱10g　莪术12g　当归12g　川芎12g　生地10g　骨碎补10g　威灵仙10g　续断10g　甘草5g　伸筋草6g　松节10g　5剂

外用玉枢散，酒醋各半，加热调敷患处，并外用烫洗剂。每日熏洗1小时，三日后局部肌肉松弛、疼痛减轻，在骨丛麻醉下行手法复位后，外用玉枢散，小夹板加压固定，以后内服补肾壮骨汤加减，二日1剂。一月后X片复查：骨折对位良好，对线欠佳，有中等量骨痂生长。解除固定后，每日用烫洗剂烫洗患肢1小时，治疗一月后，患肢无畸形，伸屈功能活动正常。无僵硬及肌肉萎缩，血运良好，并能持重5kg，一年后随访，患肢无畸形，功能正常，已上班工作，无后遗症。

（6）小结

烫洗疗法简便易行，药源广泛易得、实用，融药物疗效、油酒、按摩及整复为一系列疗法，对于陈旧性损伤痼疾，确有解除粘连，松解肌肉僵硬，促进血脉循行，温经活血止痛，散寒除湿，以利手法整复，整复后又可防治一些常见的陈旧性骨折及脱位的后遗症，促进更快地恢复肢体功能，疗效显著，并无副作用，实为骨伤科治疗陈旧性损伤的独特疗法之一。

### 2. 陈旧性四肢骨折 58 例治验

由于日常生活不慎，或工农业、交通等事故发生，四肢骨折较为常见。据国内学者统计，在骨伤科损伤中的 50％以上，有一部分四肢骨折患者在受伤后未能及时救护处理及治疗，或虽经整复但由于条件、技术和经验的限制，未能得到正确的复位、牵引固定及内外药物治疗，以致成为陈旧性骨折、四肢关节僵硬、局部畸形、肢体功能活动明显障碍。中医药物内外结合及整复治疗的效果良好，又可免除切开复位手术后引起的一些常见后遗症。现仅将笔者 1975 ～ 1985 年病历资料较完整的 58 例陈旧性四肢骨折治疗简介如下：

（1）临床资料

男，36 例；女，22 例。1 ～ 10 岁 8 例，11 ～ 20 岁 25 例，21 ～ 30 岁 20 例，31 ～ 50 岁 5 例。

（2）受伤时间

1 月以上 19 例，2 月以上 33 例，3 月以上 6 例。

（3）骨折部位

肱骨外科颈骨折 5 例，肱骨上段骨折 4 例，肱骨中段骨折 7 例，肱骨髁上骨折 6 例，尺桡骨骨折 3 例，桡骨远端骨折 18 例，股骨骨折 2 例，胫腓骨骨折 15 例。

（4）功能评定

优 23 例，占 39.66％；良 22 例，占 37.93％；满意 7 例，占

12.07%；无效6例，占10.34%。

（5）骨折对位情况

X片示：骨折达到解剖对位18例，接近解剖对位31例，功能对位7例，畸形无纠正2例。

（6）治疗药物及一般整复方法简介

无论骨折的时间、骨折的部位、骨折端骨痂的多少，都先内服散瘀活血汤或通络伸筋汤、跌打除湿汤；外用烫洗剂，每日熏洗1小时，然后外敷活血散或舒活散、玉枢散。局部松弛后，分别在全麻、硬膜外、臂丛神经或局麻下进行整复。先在骨折处适当加压折骨，或用木角垫折骨、拔伸牵引折骨，或成角在骨折处后按新鲜骨折处理，着重解决重叠、成角或旋转畸形，对位对线良好（最好在X光电视录像下整复观察复位情况），外用消肿散或活血散调敷患处，小夹板加压垫固定。移位大者，可加用骨牵引或皮牵引三周以上。复位后，应定期X线透视检查。固定时，要随时注意调整松紧度，注意防止血管、神经损伤或张力性水疱的感染及药物性皮疹、夹板挤压伤，注意防止骨折病。多鼓励患者早期开始做力所能及的功能锻炼，防止肌肉萎缩。

内服中药：早期以活血化瘀、消肿止痛为治则，以跌打止痛汤、散瘀活血汤或理气活血汤加减；中期以舒肝补肾、续筋接骨为治则，以通络伸筋汤、养血安神汤或活血强筋汤加减；后期以舒筋活络、强筋壮骨为治则，以补肾壮骨汤、接骨丸、强筋壮骨丸加减应用。

外用中药：解除夹板后，每日用烫洗剂熏洗患肢1小时，外用活血散、舒活散或玉枢散。如有药物性皮疹，停用外用散剂，使用皮疹药外擦，防止化脓感染。后期加强功能锻炼，积极配合治疗，促进早日康复。

（7）典型病案举例

例1：王某，男，15岁，1980年6月，在劳动中跌伤右肘关节，肿胀疼痛、畸形，经某医院拍X片：右肱骨髁上骨折（伸直型），对位对线不良，手法整复后，屈曲位石膏绷带固定。2个月后解除石膏绷带固定，右肘关节肌肉萎缩、硬结、弯曲及伸展活动均受限。X片复查示：骨折对位对线不良，有少量骨痂生长。外出到处求医，均被手法暴力复位处理，无明显好转，于8月21日来我处诊治。

刻诊：右肘关节弯曲呈90°，不能伸直及再度屈曲，局部畸形、压痛、肌肉萎缩，有少许硬结粘连，舌质淡红，苔薄白，脉细数。先内服理气活血汤加减，2剂。

外用玉枢散外敷，烫洗剂每日熏洗1次，三日后局部硬结松解。在臂丛麻醉下行手法复位，先用手法在原骨折处折骨，再用牵拉、挤压、折顶、伸肘手法，纠正重叠移位畸形，对位对线良好后，外用活血散，并用髁上骨折夹板加压垫屈曲位固定。内服活血强筋汤及补肾壮骨汤加减。半月后拍X片复查：骨折对线良好，有中量骨痂生长。解除固定，外用中药烫洗剂熏洗，每日1次。2个月后，右上肢及右肘关节功能恢复正常，无畸形、无肌萎，可以持重。半年随访，一切正常，活动自如，已上学读书。

例2：牟某，女，20岁。1984年10月，在扩建公路中不慎被拖拉机撞伤，造成右胫腓骨中下段开放性粉碎性骨折，某医院行清创缝合、手法复位、石膏绷带固定，12月初出院后自行解除石膏绷带固定，又自找乡村医生多次手法整复，造成骨折迟缓愈合，半年多均不愈合，1985年5月来我院诊治。

刻诊：发育正常，营养中等，神清合作，扶拐而行，右足跛行。面色稍苍白，表情愁苦，慢性病容，舌质淡红，苔薄白，脉细弱无力。右小腿中下段肌肉稍萎缩，留有伤口瘢痕，局部稍僵硬，胫腓骨中下段有移位畸形，骨折处未连接、有活动感、压痛，右小腿功能障碍，不能抬举活动，不能着地站立。内服养心安神，补血镇惊的养血安神汤加味：

黄　芪 20g　丹　参 15g　熟　地 10g　当　归 10g　天　麻 10g　莲　子 10g　白　芍 10g　枣　仁 15g　茯　神 10g　柏子仁 12g　桂圆肉 10g　炙甘草 5g　黄　精 15g　3 剂

外用烫洗剂每日熏洗 1 次，每次 1 小时，然后用玉枢散酒水各半加热调敷患处。

住院治疗 3 个月后，局部情况好转。在腰椎硬膜外麻醉下行手法整复，纠正移位畸形，按紧骨折断端使之不分离。外用接骨散，小夹板加压垫超右踝关节固定。内服补肝益肾，强筋壮骨的补肾壮骨汤加味：

狗胫骨 30g　羊胫骨 30g　鹿角胶 10g　枸杞子 12g　大枣 10 枚　黄　精 30g　何首乌 15g　黄　芪 30g　党　参 15g　牛　膝 15g　杜　仲 15g　续　断 15g　煅自然铜 15g

10 剂，一日服 3 次。

半月后患肢疼痛减轻，已无异常活动感，精神食欲均较前好转，面色转红润。X 片复查：右胫腓骨中下段对位对线良好，右腓骨中下段骨折远断端移位约 1 / 3 骨宽度，有少量骨痂生长。

继续外用"接骨散"及小夹板固定，3 个月换药 1 次。每日外用活血酒按摩骨折上下关节；内服"接骨丸"，每丸重 6g，一日 3 次，开水送服，连续服用半月。

1 个月后，患者精神正常，一般情况良好，面色红润，患肢已可抬举活动，可扶单拐杖行走。X 片复查：右胫腓骨中下段对位对线良好，有中量骨痂生长。解除外固定，每日外用中药烫洗剂熏洗患肢，并逐渐加强患肢功能活动。内服补气血、益肝肾、强筋壮骨的"强筋壮骨丸"一料，每丸重 6g，一日 3 次，开水送服，2 个月后可下地行走，出院疗养。半年后随访，患者一般情况良好，右下肢活动自如，无畸形，无跛行，可参加一般体力劳动。X 片复查：骨折线已消失，愈合良好。

（8）小结

陈旧性四肢骨折为临床上常见病、多发病。治疗处理是否得当，关系到患者功能的恢复，生活自理，劳动力恢复，无残疾。在治疗中难度较大，要求又高。因此，必须先用中药内外合治，局部情况好转后，要在有效的麻醉下，在原骨折处折骨后正确地手法复位、外用药物、有效外固定及内服对症的汤剂或丸剂。整体与局部紧密联系，内外合治，医患密切合作。因此，在治疗中必须加强管理。

①治疗方法、注意事项必须向患者讲明，以消除顾虑，积极配合治疗。

②及时进行 X 线检查，注意纠正骨的不良移位，每天注意调整夹板、绷带、扎带的松紧度，防止过松过紧，以免骨折移位或过紧，造成血循环不良、肢体缺血性坏死。

③内外使用的中草药必须要临床行之有效的经验方剂，防止药物过敏性皮疹感染。紧密对症治疗，活血化瘀，接骨续筋，调补气血，滋养肝肾，以促进骨折愈合，无骨折迟缓愈合或骨不连接，以利早日修复，功能恢复快。

④加强肢体功能锻炼，达到筋骨并重，骨折愈合快与功能恢复好的目的。

⑤对四肢关节内的骨折，如股骨颈骨折，股骨下端骨折的疗效较

差，值得进一步研究。

### 3. 肩关节脱位并肱骨外科颈骨折 9 例治验

肩关节脱位合并肱骨外科颈骨折，是一种较常见而又严重的创伤。肩关节是一个结构欠固定、运动范围广泛而灵活的球窝关节。脱位合并骨折后，由于失去了完整的可操纵肱骨头的杠杆，使用闭合手法复位极为困难。国内外文献多倾向于手术治疗，但治疗结果多不满意，往往后遗较重的肩关节功能障碍。患者生活自理都较困难，年老患者尤为显著。

笔者自 1987 ～ 1989 年共收治此类型患者 9 例，经采用中西医结合手法复位，内外用中药治疗，9 例都复位成功，效果良好。只要能合理地使用手法复位，不仅可以获得成功，而且预后也比较好。经中药内外合治，关节功能恢复较快较好，无后遗症，现小结如下。

（1）临床资料

男性 6 例，女性 3 例；年龄 10 ～ 20 岁 2 例，20 ～ 50 岁 6 例，57 岁 1 例。

（2）受伤时间

1 天内 3 例，3 天内 4 例，10 天内 2 例。均为间接暴力和直接暴力外伤造成。

（3）受伤原因

交通车祸事故 4 例，跌仆损伤 3 例，工业事故损伤 2 例。

（4）治疗步骤与方法

受伤后，可根据患者伤势及体质情况，先内服跌打止痛汤、跌打消肿汤或散瘀活血汤加减，后外用消肿散。肿胀瘀血不甚严重者，越早复位越好，以利修复。

（5）手法复位法

在静脉麻醉下，仰卧位，患肩于自然位，不外展或前举，更忌强力牵引。因前举、外展牵引会使破裂的关节囊闭锁，将肱骨头关在关节囊外，阻挡肱骨头复位。术者站立患侧，用右手握手枪样将木棒伸进腋窝，左手环抱，先用手指由腋下将肱骨头抠出，由原脱位"通道"直接用木棒顶推纳入关节。要严禁盲目粗暴的手法，更忌用力牵引。推挤肱骨头时，先要以木手枪棒头紧紧顶扣住肱骨头的大部，徐徐用力加压顶入关节，以避免肱骨头的冠状面旋转倒置至不能复位。首先要解决脱位复位后，骨折按常规手法处理。完成整复后，外用消肿散或活血散敷贴，超肩关节小夹板儿童两周，成人4周固定。不用牵引，5～7天换药1次，内服药以跌打草药汤、活血强筋汤或补肾壮骨汤加减。

（6）病案举例

例1：周某，女，45岁。1987年5月7日，在背玉米时不慎跌倒，左肩关节先着地，当即肿胀、畸形，活动受限，在本地治疗10天未见好转，17日来我院诊治。

刻诊：发育正常，营养一般，神清合作，表情痛苦、呻吟。左肩关节呈方肩，局部肿胀（+），压痛、直尺试验（+），摸肩试验（+），左肩功能障碍、畸形，有骨擦音。X片报告：左肩关节脱位并外科颈骨折。

全麻下行手法复位，上臂于自然休息位，先用指腹于腋下向外上方抠出肱骨头，然后用手枪样木棒头顶住，逐渐加大力量推压肱骨头，复位时可感觉到肱骨头滑动的响声。复位后端提、按挤，用"过顶法"纠正骨折移位，外敷活血散，超肩关节夹板固定四周，内服跌消肿汤及活血强筋汤加减。鼓励患者，将患肢保持内旋位，多做肩关节前伸、内旋、抬举功能练习，禁止后伸练习，一月后解除固定。X片复查：左肩关节解剖关系正常，肱骨外科颈骨折对位、对线尚可，有中量骨痂生长。

半年后随访：左肩关节前伸75°，外展70°，后伸50°，外旋30°，上举130°，并可持重，做一般家务劳动。

例2：颜某，男，19岁。1988年10月15日，因坐拖拉机翻车而跌伤右肩关节，当即肿胀、疼痛、畸形。曾3次在本地进行肩关节脱位手法复位，但均未成功，第二天来我院诊治。

刻诊：发育正常，营养中等，神清合作，表情痛苦，右肩下垂。右肩肿胀（++），畸形，方肩，压痛，有骨擦音及骨性交锁，被动活动时疼痛加剧，直尺试验（+），摸健侧肩试验（+），右肩关节功能障碍。X片示：右肩关节脱位并肱骨外科颈骨折。

第三天，于仰卧位、静脉麻醉下行手法整复，按前法顺利复位，再折、按、端、提，骨折断端稳定后，外用消肿散贴敷，超肩关节夹板固定3周。内服跌打消肿汤及散瘀活血汤加减，半月后肿胀消失，疼痛减轻。1个月后X片复查：右肩关节解剖关系正常，右肱骨外科颈骨折对位对线良好，有中量骨痂生长。3个月后随访：右肩关节前屈70°，后伸40°，外展40°，上举180°，功能良好，已可参加一般体力劳动。

（7）讨论

此类创伤的机制及解剖要点是：肩部于外展位受到暴力作用，迫使肱骨头穿破肩关节囊之前下方，于肱二头肌短头和喙肱肌之后，形成喙突下或盂下脱位。由于肱骨颈部暴力作用的翻剪力，导致肱骨颈部骨折。亦有因手法复位粗暴不当，使肩关节脱位，后因复位时过度牵伸应力于肱骨颈部，亦发生牵拉骨折（相当于蝶形骨折）。骨折后，肢体远端因自重力而回为原处，而肱骨头则留于脱位位置，并呈外展位。原来在肱骨颈之前的肱二头肌短头、喙肱肌正通过骨折端之间，脱位的肱骨头内侧为胸小肌及腋部神经血管丛。其前方为胸大肌，后侧为肩胛下肌、肩胛盂部，下方为腋窝底。因此，在整复中牵引会使关节囊的破损处紧张而更加闭锁，使肱二头短头和喙肱肌更加紧张收缩，从而封锁了原脱位"通道"。牵引只会增加手法复位的困难，牵引力越强，越不易复位。复位中要注意防止肱骨头旋转，否则不能复位，复位后，要及时内服外用活血化瘀中药，中期用接骨续筋中药。中老年患者复位后，应早期用活血酒擦揉推拿。早期合理地练功，注意预防冻结肩，但必须限制不利活动。3～5周解除夹板后，逐渐增加活动范围，外用烫洗剂熏洗患处，并配合按摩、理疗等辅助治疗。超关节夹板固定时间不宜过长，早期在夹板固定下进行合理的练功，不必等丰富骨痂生长明显后再去除夹板。因为复位后，肱骨颈骨折都能按期愈合，迟缓愈合或不愈合极为罕见。手法恰当，不会发生神经血管损伤，本组病例无一例神经血管损伤。因此，对于新鲜肩关节脱位并肱骨外科颈骨折患者，只要没有神经血管损伤、肱骨头未旋转倒置、无严重全身并发症，都可尝试中西医结合手法复位、中药内外治疗，预后都比手术者良好。

远在公元 841 年，唐·蔺道人在《仙授理伤续断秘方》中对肩关节脱位就有记载。以后历代都有详细论述，复位疗法多达 20 种。历代医籍对本病致伤原因、分类、症状、复位标志、固定目的、用药大法、预防再脱位等方面都有全面记载，为后世骨伤科发展奠定了坚实的基础。

### 4. 陈旧性髋关节脱位 77 天 1 例手法治验

陈旧性髋关节脱位，因受伤时间长，关节及髋臼内均有不同程度的

巴蜀名医遗珍系列丛书

结缔组织增生。因为粘连，给复位造成很大困难，一般都主张手术切开复位。近年来，国内开展中西医结合治疗陈旧性骨折和脱位，避免了手术给患者造成创伤大及软组织、神经、血管损伤等不可避免的医源性损伤，预后良好。笔者于1985年开展了一例陈旧性髋关节脱位77天，经中医手法治疗成功，现简介如下：

患者李某，女，4岁。1985年2月27日，不慎从约1米高的土坡跌下，左髋关节着地，当即疼痛、肿胀、活动受限，在本地按股骨上段骨折治疗77天，未见好转，于5月14日来我院诊治。查：左下肢呈屈曲、内收、内旋位，比健侧短约3cm，大转子向后上移位，于臀部可触及股骨头。关节功能丧失，被动活动时出现疼痛和肌痉挛，患肢大腿肌肉萎缩。左髋关节X片示：左股骨头脱离髋臼，与髋臼上部重叠，左侧大粗隆可见，小粗隆看不清，沈通氏线不连续。诊断：左髋关节陈旧性脱位。

治疗：患髋关节用中药烫洗剂熏洗后，在全麻下行手法复位。开始采用常规打问号手法复位，反复多次未能成功，即将患儿仰卧，一助手固定骨盆，术者一手反复提大腿，一手推按肱骨头，充分地外展外旋，约10余次后听到"嘭"的一声，股骨头进入髋臼。后用中药活血散外敷髋关节，长木夹板髋、膝、踝三关节固定半月，内服活血强筋汤加减。解除固定后，髋关节活动恢复正常，可下床活动。3个月后随访，髋关节活动正常，无异常发现。X片示：原左髋关节脱位经复位后现左髋关节解剖关系正常，沈通氏线连续。

小结：据目前国内文献报道，陈旧性脱位在2个月内都可手法复位。本例髋关节脱位长达77天后手法复位成功，就证明了这一论点是正确的。陈旧性髋关节脱位，应尽量采用中西医结合手法复位，长夹板固定。尽管手法难度大，但副作用少，预后良好，值得进一步推广应用，尤其适用于基层医院。复位中要全麻，先用中药熏洗患处，手法切忌粗暴，注意防止股骨颈骨折等医疗事故，手法要胆大心细、先解除粘连，充分旋转后再逐渐加大推举之力，复位可获成功。

### 5. "软坚膏"临床治验举隅

"软坚膏"为祖传常用验方，用途广泛，疗效显著，对于骨伤外科的疑难重症常立起沉疴。

（1）处方

三棱 50g　莪术 50g　甘遂 100g　大戟 100g　生南星 50g　生半夏 50g　大黄 30g　白芥子 50g　藤黄 100g　芒硝 50g　黄丹 50g　山慈菇 100g　甘松 50g　大贝 50g　穿山甲 30g　黄芪 50g　川芎 100g　桐油 400g　菜籽油 800g

依古法炮制，密封备用，加热后调敷患处。

此方不仅适用于软组织损伤，局部硬结，经久不消者；而且也适用于不明原因的无名肿毒、慢性炎症、非特异性肿块，疗效往往出奇制胜。

（2）病案举例

①Ⅲ度烧伤瘢痕

患者郭某，男，29 岁。1985 年 10 月不慎被铁水灼伤左足背，当即肿痛，以后伤口化脓感染，经中西医结合抗感染治疗后，伤口愈合，但遗留约 3cm×8cm 条状硬结瘢痕、疼痛，影响左足屈伸功能，跛行。经服中药及外用消肿散、活血散、金黄如意散后，仅感疼痛减轻，包块未消散。2 个月后来我处求治，嘱患者内服大黄䗪虫丸 1 盒；外用"软坚膏"，每天用酒醋各半加热调敷患处。半月后复查，其瘢痕硬结已消失，患肢功能恢复良好，行走正常。本人用此方治疗烧伤瘢痕 53 例均治愈。

②乳房囊性增生病

患者刘某，女，38 岁，双侧乳房胀痛已一年，反复发作，与月经有关，行经前胀痛较甚。近一月发现包块疼痛，经中西医结合治疗，疗效均不佳。1986 年 3 月请余会诊，见患者双侧乳房均有串珠样结节，大小不一，质韧，无粘连，与周围组织分界清，有触痛，舌苔薄白，脉细数。西医诊断为"乳房囊性增生病"，中医诊断为"乳癖"。乳癖随喜怒消长，多由思虑伤脾、恼怒伤肝、气血郁结而生。乳头属肝经，乳房属胃经，肝郁气滞，脾失健运，气血凝聚阻于乳络，以致历历成核。治宜疏肝理气，活血散结。内服逍遥散。外用"软坚膏"，酒醋各半加热调敷患处。坚持治疗一月，双侧乳房包块消失，月经亦恢复正常。

③痛风

患者王某，男，42 岁，左足背肿痛已半月，反复发作，活动受限，曾经中西药物治疗、理疗未见好转，于 1985 年 9 月邀余会诊。查见患者形体壮实，舌质红，苔黄，脉弦。左足第一蹠趾部有圆形包块约 1cm×1cm，稍硬，压痛，患足活动受限，跛行。X 片见左足第一蹠趾骨骺部有圆形缺损。内服四妙散加味，外用"软坚膏"，酒醋各半加热调敷患处，每日 1 次。10 天后疼痛减轻，包块稍缩小，又用一疗程，疼痛消失，患足功能活动恢复正常。2 个月后拍 X 片复查已无骨损区。

④筋瘤（腱鞘囊肿）

患者张某，女，28 岁。于 1985 年 10 月跌伤右腕关节，肿痛活动受限，经半月治疗而愈。以后发现右腕关节背侧有一包块约 2cm×2cm，呈圆形，有压痛，表面光滑，推之可移动。经治疗 1 个月后好转，于

12 月找我诊治。诊断为筋瘤，用针穿刺可挤出黏稠性液约 4mL 后，用"软坚膏"加压包扎，7 天后患腕疼痛消失，无包块，活动自如，半年后，随访未复发。

讨论：软坚膏不仅有软坚散结之功效，还有活血化瘀、舒筋活络、通痹止痛之效。因此，在中医骨外科临床上用途较广泛，适用性较强，亦无副作用，为外用有效验方。其药源广，易加工，疗效优良，取效甚捷，值得推广应用。

### 6. 半月板损伤治验

半月板损伤是常见的膝关节损伤性疾患之一，多见于中青年人，都有外伤史，常见于体力劳动者、运动员。因膝关节负重量大，故半月板损伤机会较多。笔者采用祖传秘方活血强筋汤加味或补肾壮骨汤及强筋壮骨丸加味，外用活血散、舒活散、接骨散及烫洗疗法加减治疗 23 例，收到较为满意的疗效，兹介绍如下，供同道参考。

（1）病例选择

我们选择经膝关节空气造影拍片确诊为半月板损伤的病例，其中内侧半月板损伤 8 例，外侧半月板损伤 15 例，都有外伤史及慢性劳损史。

（2）临床资料

本组共 23 例。其中男 14 例，女 9 例；年龄最大 55 岁，最小 21 岁，年龄多见于 30 ～ 45 岁之间；受伤至来我院就诊时间，最长 3 年，最短 2 个月，3 ～ 6 个月内来就诊者最多，占 70%以上。

（3）治疗方法

①内治法

早期服活血强筋汤加味：

丹参 20g　三棱 10g　莪术 10g　当归 10g　生地 12g　骨碎补 15g　五加皮 15g　威灵仙 10g　桑寄生 10g　续断 10g　甘草 5g　牛膝 15g　鸡血藤 15g

中期用补肝益肾、强筋壮骨的补肾壮骨汤加味：

狗胫骨 20g　羊胫骨 20g　鹿角胶 12g　枸杞子 12g　大枣 10 枚　黄精 20g　何首乌 20g　黄芪 20g　牛膝 15g　杜仲 10g　党参 15g

后期用调补气血、培补肝肾的强筋壮骨丸加味：

紫河车 1 具　何首乌 100g　补骨脂 100g　千年健 50g　甘草 50g　龟板 50g　豹骨 30g　猴骨 100g　金毛狗脊 100g　鹿角胶 50g　三七 30g　黄芪 100g　红参 30g　牛膝 100g　杜仲 50g　续断 50g　红蚂蚁 30g　血竭 20g　飞天蜈蚣 50g　共研极细末，炼蜜为丸，每丸重 8g，一日 3 次，黄酒或开水送服。

②外治法

早期以活血酒外擦，局部推拿按摩后，外用消肿散或活血散调敷患处，一日 1 次。将患膝用硬纸夹板固定于屈膝 10° 位半月。

中后期，以局部推拿按摩，每日 1 次，并根据局部情况外用接骨散；然后外用烫洗剂熏洗患肢，每日 1 次，并鼓励患者加强患膝的功能活动锻炼，防止肌肉萎缩，促进早日康复，膝关节功能恢复良好。

（4）治疗结果

经过上述一系列治疗后，行 X 片膝关节充气半月板复查。凡半月板破损愈合，膝关节功能良好为治愈，次之为好转；如半月板损伤未愈合，膝关节功能活动仍明显受限为无效。

治疗痊愈者 13 例，好转者 8 例，无效者 2 例，总有效率 92%，未见不良反应。

（5）病案举例

李某，男，35 岁，搬运工。1983 年 2 月 17 日初诊。患者于 2 个月前因从汽车上扛运重物时不慎扭伤左膝关节，当时肿胀、疼痛、膝关节活动受限。经本地按膝关节韧带损伤治疗肿胀消退，仍疼痛，活动受限，上下楼梯时疼痛加剧，跛行。经拍 X 膝关节正侧位平片检查未见异常，又治疗 1 个月无效，故来我院诊治。

检查：患者一般情况尚可，左膝关节的关节间隙处压痛，腿部肌肉较健侧稍萎缩，膝关节功能活动受限，过伸及下蹲屈曲时受限。左膝关节挤压研磨试验阳性，改进麦氏试验阳性。左膝关节半月板充气造影检查提示：左膝关节外侧半月板破裂损伤。西医主张手术切除，患者不愿做手术而转诊。

内服补肾壮骨汤加味，连服 10 剂，外用活血酒擦后推拿按摩患肢。外用舒活散加酒、水各半加热调敷患处，每日 1 次，并用硬纸夹板固定左膝关节于伸直位。

服上方半月及外治法后，患者自感左膝关节疼痛减轻，活动较前有力，但仍时而酸痛，不能远行，上下楼梯时疼痛加剧。内服以补肾壮骨汤加味 5 剂。解除外固定后，每日外用活血酒外擦推拿按摩；外用接骨散，用酒、水各半加蜂蜜加热后调敷患处，两日 1 次。嘱加强患肢伸屈功能锻炼。

经服上方及外治法后，患膝疼痛减轻，活动较前好转。上下楼梯不甚感觉疼痛，但不能负重，不能远行。投以强筋壮骨丸加味一料，外用烫洗剂洗油火药熏洗左膝关节，每日 1 次，每次 1 小时，然后加强患肢功能锻炼。

又服药 2 个月及外治烫洗熏洗后，患者自觉左膝无疼痛，活动自如，运行如常，无跛行，伸屈自然。拍膝关节充气造影半月板 X 片检查：左膝关节半月板正常，无异常改变。半年后随访，左膝关节功能正常，已恢复工作，无复发。

（6）小结

股骨髁与胫骨平台之间，在内外两侧各有一呈半月状的软骨垫，称半月板。内侧半月板前后长，左右宽，弯似新月形，从额面看是外厚内薄，如楔子样夹在两骨之间，边缘部与内侧副韧带紧密相连，靠里侧的薄边是个游离缘，不与股骨胫骨相连。

外侧半月板较小，外侧半月板前后角之间的距离较近，形如圆环，近似"O"形，外缘因被腘韧带间隔，故不直接与外侧副韧带相连接，其滑动范围大于内侧半月板。

股骨下端与胫骨上端的关节面不相吻合，介于其间的两个半月板则正好补偿了膝关节结构上的不一致，使之相吻合，减少了股骨与胫骨关节面的摩擦，并增强了膝关节的稳定性。因此，半月板对膝关节的功能活动有重要作用。

引起半月板损伤破裂的外力因素有撕裂性外力和研磨性外力两种。撕裂性外力发生在膝关节半屈曲状态下的旋转动作，股骨牵动侧副韧带，韧带牵动半月板的边缘部而发生撕裂；研磨性外力多发生在外侧半月板，因正常膝关节有 3°～ 5°外翻，外侧半月板负重较大，若为先天性盘状半月板，长期受关节面的挤压研磨，即使无明显外伤史，也可产生外侧半月板慢性劳损伤，也可发生常见的分层破裂。

一般认为，半月板邻接关节囊的部位才有少许血管供给极少的营养，软骨体的其余部分则无血管和淋巴，其营养全赖关节的滑液供给。

半月板除外缘损伤有修复能力外，余部的软骨体撕裂则不易愈合，西医多主张手术切除损伤的半月板，但手术后膝关节的稳定性及灵活性还是有一些影响，因而一般患者还是不愿手术切除治疗。

先父在教导治疗此病时，内治以通经络、调补气血、培补肝肾为主，因势利导，气血通畅，筋骨得养，破损之软骨得到滋润，一样可以修复。以中青年效果为佳。外治舒筋活血、强筋宣通，外用药物、油、酒熏洗局部直接透达到患部，使气血运行加快，药物可直接吸收而作用于患部，因而收效甚捷。患者加强按摩及功能锻炼，肌肉无萎缩，因而有利于半月板局部破损的修复。

近年来有不少用中医药治疗半月板损伤的报道，表明传统的中医药治疗还是有独特的治疗方法及手段的。其丰富多彩的治疗经验又一次有力地证明了中医药学宝库之博大精深，无穷无尽，尚待我们努力继承并发扬光大。

祖传的补肾壮骨汤和强筋壮骨丸，外用的活血散、舒活散、接骨散及洗油火药烫洗剂，只要针对伤势、体质及辨证施治以加减应用。因人因伤而大同小异、小同大异、内外合治、整体与局部一致、加强自身锻炼，对半月板损伤的治疗效果还是比较满意的。关键要掌握好适应证，注意调节机体功能，随时变化针对性强的用药及手法治疗，使其相得益彰，获取成果。

### 7. 颈椎病治验

颈椎病又称颈椎骨质增生、颈椎综合征，或增生性或老年性骨椎炎、退行性关节炎，属于中医学痹症及慢性劳损伤筋的范畴。系以颈椎肥大性改变为指征，又称骨刺、骨赘。由于神经根受压迫，症见颈项强直、活动受限、延及肩背拘急作痛、上肢呈放射性麻木感、指节尤甚。头痛或偏头痛，随病灶所在或左或右，当头部转侧至某一方位时，易感眩晕，严重者欲作昏仆，有时泛恶，并常与胸、腰椎骨质增生同时发生。本证属于临床上的常见病、多发病。其治法多以补肝肾，祛风寒止痛为主。笔者用祖传秘方"抗骨质增生汤"加味配合外用药酒、药剂、推拿按摩治疗18例，收到满意效果。现介绍如下：

（1）临床资料

本组病例18例，均有X片正侧位、斜位片证实有颈椎骨质增生，以颈椎4～5、5～6椎骨质增生较多见。其中男性12例，女性6例；年龄最小46岁，最大73岁，平均年龄56.3岁。以久坐式工作者多见，均有慢性劳损史。病程1个月以上者5例，2～3个月以上者2例，5个月以上者2例，8个月以上者1例，1年以上者1例。首先发病就来本院就诊者7例，门诊治疗15例，住院治疗3例。

（2）治疗方法

①内治法：以抗骨质增生汤加味为主。

鸡血藤15g　鹿衔草15g　千年健15g　白花蛇半条（研末兑服）猴骨10g　丹参20g　木瓜12g　秦艽15g　三棱10g　莪术10g　川芎15g　全虫（兑服）10g

一日1剂，头昏眩，选加白蒺藜、天麻、姜虫、蜈蚣、钩藤祛风镇痉，甘柔息风。面部僵硬者，选加蜂房、皂角刺、炮穿山甲、地龙宣痹通络；瘀血内阻者，加赤芍、白芍、当归和血调营；颈项强痛者，加葛根、桂枝、北细辛温经缓病，原方及以上药物可进退加减。阳虚形寒、倦怠乏力者加黄芪、鹿角胶、熟地；阴虚口干者，加天冬、麦冬，龟板、炒知母、炒黄柏；手指酸麻者，加豨莶草、小胡麻、桑枝、祖师麻等对症加味应用，每日1剂。

②外治法：外用舒筋药酒涂擦患处，压迫症状明显，每日做颈椎牵引（枕颌带），每日1次，10天为一疗程，一般做1个月即停。外用手法按摩颈、肩、背部位，外贴敷舒活散加热贴敷，每日1次，10次为一疗程，一般三个疗程。

（3）治疗效果

一般治疗三个疗程都有效。显效15例，好转有效3例。显效为自觉症状及体征消失，X线复查骨质增生未有发展或有吸收现象的患者约占2/3以上，其余症状缓解。功能改善，椎体骨质增生无明显改变的，亦占有一定比例。只要坚持治疗，无效的病例则极少。

除3例因显效后远离本地，对15例追踪随访观察1～7年，平均2.5年。随访结果：1例7年后复发，2例6年后复发，2例3年后复发，2例1年后复发，其余未再复发。复发率占46.6%，复发病人重复应用上法治疗均获效。

（4）病案举例

王某，男，57岁，干部。患者久坐办公室工作，颈部经常处于"挺直"状态，近1年来感头昏，颈部沉重，酸楚不适，夜轻日重，劳累后则加剧，犹如"落枕"，不敢活动。曾经治疗稍好转，而后反复发作，时轻时重，颈痛连及肩胛及右上肢麻木酸胀，指节尤甚，抬举及握物无力。经某医院X片检查为颈椎5-6骨质增生，经理疗、针灸，服中西药治疗稍好转，但经常复发，于1981年5月3日来我处就诊。

刻诊：下颈椎压痛，局部肌紧，稍僵硬。颈椎生理弯曲减少，颈部功能活动受限，臂丛神经牵扯试验阳性，压头轴试验阳性，舌质淡红，脉细弦。治以活血化瘀，舒筋活络，通利关节。抗骨质增生汤加味：

鸡血藤 20g　鹿衔草 15g　千年健 15g　白花蛇半条（研末兑服）猴骨 10g　丹参 20g　木瓜 12g　秦艽 15g　三棱 10g　莪术 10g　川芎 15g　全虫（兑服）10g　天麻 10g　地龙 10g　葛根 15g　当归 10g　赤芍 10g　10 剂

每日用枕颌带牵引 1 小时后，用活血酒外擦做按摩后，外敷贴加热后的舒活散，每日 1 次。

10 天后，患者自觉颈部酸痛减轻，亦无麻木，仅感乏力倦怠。药已中病，守原方去三棱、莪术、木瓜、赤芍、地龙；加黄芪 20g，鹿角霜 10g，熟地 10g，祖师麻 10g。再进 10 剂。

外治法同前。颈椎牵引变为每日半小时。

上方服完后，患者自觉症状消失，体健如常，已恢复全日制正常工作。为巩固疗效，将上方加龟板、麦冬，桂枝加量约 5 倍，做丸剂 1 料，每日服 2 次，每次 1 丸，以图不复发。停用外治法，嘱工作期间多走动，做颈部活动、自我按摩及功能锻炼。

追踪观察 7 年均未复发。拍颈椎 X 片复查：颈椎骨质增生未有发展，颈部功能检查正常。

（5）体会

头颈居督脉的上端，为各部经络所系。《难经》曾提道："诸阴脉皆至颈、胸中而还；诸阳脉皆上至头……"又曰："督脉为病，脊强而厥。"根据督脉"上至风府，入脑上巅，循额至鼻柱"运行路线，其发病位置和症状是符合颈椎病的诊断要求的。

其发病原因以肾气虚为根本，外伤的积累劳损为诱因。《素问·上古天真论》云："三八肾气平均，筋骨劲强……四八筋骨隆盛，肌肉满壮；五八肾气衰，发堕齿槁……"又云："肾者主水，受五脏六腑之精而藏之……五脏皆衰，筋骨解堕……"表明筋骨的盛衰，与五脏六腑，特别是与肾有着密切的关系。肾水不足，则骨枯而髓虚，发为骨痿，表明了骨的退变与年龄、体质的密切关系。如《素问·宣明五气》云："久视伤血，久卧伤气，久坐伤肉，久立伤骨，久行伤筋，是为五劳所伤。"劳伤，一部分除因职业性长期埋首案头工作致颈部缺少运动而外，还可由多种疾病并发引起，如风湿痹证、类风湿性关节炎、高血压、组织的退行性病变，以及外伤脑震荡后遗症，损及气、血、肉、筋、骨而致此病反复发作。从中医辨证施治角度分析，应加详审，区别主症与副症，否则不易收效。还要从脏腑经络相关角度，进一步用整体观念深化认识，不能见病治病，颈痛医颈。《金匮要略》所论痉证，首先要具备有颈项强急、身体强、几几然等太阳经证，指的是外风中于经脉；颈椎病是血行瘀痹，络虚髓空，内风潜扰。在治法上，先宣通经络，活气血，"以通则不痛"治其标；后尊"治风先治血，血行风自灭"之旨，选用活血化瘀、温通经络、甘柔息风、虫蚁搜剔之品，直达经隧深部以宣痹通络；然后调补肝肾，治其本而收全功。

笔者自20世纪80年代以来，选用家传"抗骨质增生汤"加味，配合颈椎牵引、推拿按摩、外用散酒。外敷散类药治疗不下数百例，只要坚持治疗，积极配合锻炼，均获得不同程度的疗效。

根据中医学肾主骨、生髓，补后天、益先天这一扶正固本的理论治守颈椎病为大法之一，但对某些颈椎病效果并不理想，需要加活血化瘀、温经通窍之药剂，并紧密配合外治手法按摩，以及外用药物以畅通气血，直达病所，方能疗效显著，根本治疗而不复发。

# 附一：龚益斋老先生传略

龚益斋，字其元，清同治十年（1871）农历二月十九日生于达县东岳乡。性聪好学，酷爱诗词，年方弱冠，即考中秀才，辛酉年间里井瘟疫流行，亲邻者死者频频，老先生不胜伤悼，遂萌济世活人之念，即弃儒肆医，乃专攻岐黄。对《内经》《难经》《金匮要略》《伤寒论》《温病条辨》等古典医著及各家学说无不博览，融会贯通，深明其理。曾先祖大德公嘉其志，教其受业名医，曾出云游，拜访名医，到成都中医学校学习毕业，向河南名医雷逢雨学习内科，并从师于儒医赵首风，间与县中同学共切磋，不数年学术大进，创办中医药"元真堂"。治病应手而愈，医名日噪，求诊者纷至沓来，门庭若市，为达县四大名医之一。

老先生又见背负肩荷之平民百姓因骨伤、疮疡而损伤肢体致残者众。恻然悯之，乃参师亭子分外科圣手汪华阳，勤学精研，尽得其秘，深得骨伤外科手法之精要。叩治接踵，名闻诸邑，被开县中医药研究会聘为教授，开班培养学生100多人。渠县陈晓康、本县王镜堂素通医，皆慕名拜先生门下，其他远近执弟子礼者日众。其长子龚治平，末子龚治宾皆继承父业。龚氏医技超人，时称"父子大夫"。

先生性情直爽，生活俭朴，好义乐施，医风正派，医德高尚，诲人不倦，常教诲弟子"不为良相，当为良医，济世后人，医无止境"。一生淡泊名利，不阿谀富贵，不厌弃贫穷，对求诊者一视同仁，望闻问切极其精心，还创办中医学会"执有约"会，免费诊治穷苦平民。先生平易近人，不计报酬，并在宅内设立药房，家庭设置病床，尽量方便群众治病疗伤。先生自从30年代起即在家开设教学，培养后继，对生徒要求甚严；常告诫门生，不要借医骗财，不要爱富嫌贫，医德高尚，为人师表。先生先后培养出 20 余名学生，徒谨遵师命，不负众望，都成为一代名医，行迹遍于金川。

在民国腐败、瘟疫流行年间，先生还亲自熬煎大锅药剂，置于厅前，免费送给群众作为防病治病用，被当地人民群众称之为"救命恩公"。

老先生还能自己配制内服及外用膏、丹、丸、散等 100 多种经验方，应用于临床，得心应手，疗效颇佳。

先生除深研岐黄之术外，还喜读《三国志》《西游记》等古典名著，尤喜《易经》，精通八卦，能占卜，知天文地理，但从不搞封建迷信活动以骗取钱财，而是触类旁通，用于深入指导医学的研究。

先生因诊务繁忙，积劳成疾，1945 年农历三月初五病故于诊室内，安葬于祖籍东岳凤凰山龚家村。

老先生生前 60 多年忙于诊务，所记医案甚多，还著有《医学入门笔记》《龚氏医技纵横》等心得著作，可惜多因学医者众，相互传抄而遗失原稿。晚年体弱，无力执笔著述，只能口授传其子及门生，以尽力将其平生医术绝技传给后人。

龚益斋老先生的医学实践经验及贡献，对中医学的继承和发展起到了重要作用。


## 附二：龚治平先生传略

龚治平，字有国，1897 年农历八月十四日生于达县东岳乡，自幼聪颖，从小私塾。悟性过人，成绩优异。受其家庭熏陶，耳闻目

巴蜀名医遗珍系列丛书

睹先父龚益斋老先生治病救人，深受群众热爱，便立志继承先父经验，年仅10岁就随父学习中医，不负父望，日则从家父临证，夜则潜心研读，博览医学经典著作，上溯《内经》《难经》《伤寒论》《金匮要略》《本草纲目》《医宗金鉴》《千金要方》等古典名著，无不娴熟于胸，对《温病条辨》、《正骨心法要旨》、《理伤续断方》、《医林改错》、《外科十三方》、《云水游集》等专著尤为推崇，钻研特深，集各家学说之长，对脉理、药理、汤头常常铭记心中，能背诵如流，深明其理。常能古为今用，长于脉理，辨证准确，处方严谨，论证施治胆大心细，特别是对单、验方的运用有独到之处，处方用药味少价廉，一般疾病，二三角钱即愈。15岁就悬壶达城，坐堂行医，诊断细心，配方精细，连煎服法也交代无遗，深受患者信任。被人称"细娃大夫""龚氏父子大夫"。原国防部部长张爱萍将军，在达县当教师从事地下工作时，身患痢疾，腹泻不止，多方名医高手治疗无效，后请龚治平先生诊治，3剂康复。张老将军至今都怀念龚治平先生救命之恩，其家人进京拜望都摆谈此事，将军还过问先生情况，极其感激。

龚治平先生思想进步，新中国成立前就支持红军进川，赞扬红军是中国的希望所在，多次为红军伤员看病治伤，为红军家属、烈属看病治病，支持抗日爱国活动。

治平先生性情豪爽，平易近人，乐善好施，扶危济贫，生活简朴，常年光头，不留胡须。数九寒冬也是薄衣单裤，既保持勤俭，又磨炼意志，年轻时农忙还去耕田种菜。年轻时还在祖籍达县凤凰山龚家桠村上打石头、抬石头、帮工修建房屋，常常上山采药。因此，身强力壮，身高1.8米，力气过人，对人和气，令人敬重，继承先父真传秘方治案、方药制炼、临床用药及处理；擅长内伤杂病，临证善辨，多用时方验方。门诊日逾百。虽有门徒助诊，但实无充饥之闲，常以干粮当午餐。常常应邀出诊，远达万县、开县、梁县、大竹、梁平、宣汉等地，夜深人静时又忙于配制灵效膏、丹、丸、散剂。因见骨伤科、外科医生甚少，伤病者多，特别博览名家骨伤科、外科医著，刻苦钻研，因而骨伤科、外科技术独具特色，疗程短，少合并症，无后遗症，成为达县四大名医之一。中年为川东北骨科高手，医风正派，医德高尚，医术精湛，名闻遐迩。

先生继承家父遗风，一生嫉恶如仇，反对贪官污吏，反对军阀割据、战乱频繁、民不聊生、民贫体弱的社会现实，决定走以医学拯救人民的道路。对求诊者一视同仁、热情接待。他一生淡泊名利，不畏权势，不阿谀权贵，不厌弃贫苦，望闻问切极其精心，施术手法极其巧妙，并自书"医乃仁术""诊费随给""贫苦送诊"条幅置于诊室，作为收费信条，决不敲诈勒索。自备药物免费赠送给贫苦人家，且常为邻里排忧解难，若有打架斗殴伤人者，他必去过问，其德高足以服众。

1941年，达城霍乱流行，患者不计其数，死亡者众，官民惶惶。治平先生目睹此状，反复研究其病理病机，配制特效中草药，亲自煎熬大锅药置于门前以济患者，分文不取。免费治疗，治愈者众，群众交口称赞。

治平先生博学多才，除深研岐黄外，还深研《易经》，精通八卦，能占卜，知天文地理、气象知识，不搞封建迷信。诊治疾病主张天地人相应，整体施治，不拘泥一方一法，常常出奇制胜，不落俗套，变化灵活，基础知识扎实。娴于脉诊，谙于八纲辨证，善于五行论治，临床注意整体观念，考虑多方面因素，虽同一疾病而处方用药都各有差异，殊途同归，相得益彰。

治平先生医门弟子甚众，均待如子嗣，任医师公会理事。为培养后继，还慷慨资助办中医培训班，培养学生200多人，授业、德技并重，对徒弟要求严格，选徒时以德才兼备、忠诚老实、热爱中医、尊老爱幼为首要条件。他认为，学徒即使学医有成，若品行不端，不但败坏门风，还会凭一技之长，作恶乡里，后患无穷，此不如不教。再则学徒要有一定文化素养，尤其古文基础，既收为徒，则先教习中医基础理论，如脉理、药理、汤头、病机等。待有一定基础时，开始带徒临证凭脉、抄写处方用药，还常常带领徒弟上山采药，自己配制行之有效的中草药。骨伤科则手把手教其复位方法及技巧，反复操练；平生带徒30余人，谆谆教诲，大部分已成为一代名医，为本地中医骨干力量，遍及成都、达县、南充、温江、大竹、宣汉等地。如门徒郝茂林、徐建安、朱全彬、姚先达、李崇光、幸元坤、郝怀东、曹天模及长子龚桂烈、末子龚俊烈等都通过考核，取得了高中级中医技术职称，并为本医院专科学术带头人、负责人。为了后继有人，治平先生大女儿龚淑烈、长子龚桂烈、末子龚俊烈，均继承医学世家事业，学而有成。长子龚桂烈在达川地区人民医院工作，小儿龚俊烈在达川市中医院工作，孙子龚林鋈也从事中医工作，代代有传人。

治平先生平生性格乐观，态度和蔼可亲，好书法，喜爱川剧，还能自编自唱。善结交同仁，生前常与本地名医纪仲模、王寿民、魏宗山、王宥三、伍伯伦，师弟余丹成、杨明友、伍锡林等交流医学经验教训，相互尊重，互不保守，被当地群众称为"杏林群英会"。

中华人民共和国成立后，治平先生热爱祖国、热爱社会主义事业、拥护毛主席提出的卫生工作三大方针。他参加土改运动，上山下乡宣传土地改革政策，经常为群众诊治疾病，送医送药，精心为农民服务。为了贯彻党的卫生政策，1950年创建达县第一个联合诊所并担任所长，积极带领个体医生、医药卫生人员走集体化道路，组织起来为人民防病治病，工作出色，经常受到政府和人民群众表扬。抗美援朝时期，带头集资钱物支援前线，捐献两间房屋给国家。1957年，因达县专区医院骨科人才缺乏，调治平先生到该院创建骨科。先生思想不守旧，主张中西医结合，取长补短，共同提高。1961年出席全国"群英会"。1958年和1964年出席四川省名老中医学术交流会议，在会上重点介绍了骨伤科经验，受到行家好评，其论文被评为优秀学术论文。

治平先生因工作繁忙，积劳成疾，一生淡泊，生活简朴，年迈体弱多病，患有高血压、冠心病、脑血管硬化，当时没有离休制度，年过70仍带病工作，上级领导及家人都劝他休息，但他执意照常应诊。不能执笔则口授方剂，由徒代写，临终前一天仍在给人处方，1977年9月15日突发心肌梗死逝于家里诊室。设灵治丧期间，前来求诊者挥泪跪拜，送葬队伍达千人。灵车经过的街道，居民自发鸣放鞭炮致哀，送葬人群极为悲痛，有的自发加入送葬队伍。先生安葬于祖籍凤凰山龚家桠村，每逢先生生日、祭日及春节或清明时，都有治好的病家前往墓前吊唁。1981年，其门徒及子女集资将龚益斋老先生和治平先生坟墓修建一新，各在墓前立3米高的石碑，并刊刻其生平业绩，以志其志。

尽管治平先生生前诊务繁忙，但为了发扬中医骨伤科的医学遗产，先生整理了祖传秘方、验方，积60余年之行医经验，写出不少医著及医案，可惜在"文化大革命"中大部分已散失，现仅存有《龚氏正骨入门》《筋正骨正》《外科损伤烫洗疗法》《内科杂病甘淡健脾法》等文稿。

龚治平先生的医学实践经验及贡献，对中医学的继承和发展起到了一定的重要作用，在中医近代史上留下了光辉的一页。

附篇 —— 杂病治验录

# 一、龚益斋杂病治验

此文由笔者师叔、祖父生前的门徒杨明友、余丹成整理。为便于参考，用整理的第一人称按原文排印。以一斑见全貌。

益斋先师，性聪嗜学。于清辛丑间，瘟疫流行，死亡者众，立志弃儒从医，自学一载。博览先贤医籍，持之以恒，足不出户。后拜名师学习内外科，为当时四大名医之一。从医50余年，法师仲景、历代先贤，博采各家之长，融汇贯通，擅用经方、时方、局方等，极为医林尊重。我等从师学习，深得教诲，忆者待之暇，听师讲授口传得意经验，即录数则，临床运用，颇获疗效，无不应手而愈。兹就笔者所得简介如下：

## 1. 附子理中汤治霍乱

1942年达县霍乱流行，死亡者众。其症起病骤速，上吐下泻，眼眶下陷，全身肌肉消瘦，脚转筋，四肢厥冷。急者半日而死，缓者一二日。师自拟急救方备用。

药物：粟壳30g，蟾酥15g，地胡椒30g，白酒500g，沸开水1500g浸泡而成。患者来即送服一小杯（30g）以芳香开窍，回阳救急。继服附子理中汤以救阳补脾渗湿温中，心下悸者加茯苓以淡渗利水，渴甚饮水者加白术以补脾渗水，气虚腹痛者加人参以补中气，里虚寒重者加大干姜用量，寒湿阻遏阳气不充以致腹满者，去术重用附子辛热助阳而散寒邪。此法救人无数，求治者门庭若市。

曾治杨妇年40余，其上吐下泻、脚转筋，急延师诊治，其人面色苍白，眼窝下陷，肌肉消瘦，吐泻不止，四肢厥冷，脉微欲绝，见症立亡之状，即以急救药水服一杯。继用附子理中汤倍人参速煎服，午后病势大减，嘱再服药，3剂而瘥，后服助元阳之品而愈。

**按：** 附子理中汤出自《万病回春》卷二。方中用附子（炮、去脐）、干姜、炮吴茱萸、官桂、人参、当归、陈皮、厚朴（姜炒）、白术、炙甘草，加生姜、大枣，水煎热服。功能温阳祛寒。主治脾胃虚寒而致的呕吐泻痢，空腹绞痛，心下逆满，手足厥寒，腹中雷鸣，饮食不进及霍乱转筋，中寒厥倒等症。

在当时霍乱流行、贫病交加、医药俱落后的年代，祖父慧眼明察，以急救药水止其危候，用附子理中汤回阳救逆，力挽狂澜，师古而不泥古，大胆用于危急症。救死扶伤者众，治人无数。

### 2. 平胃散加味治疗小儿食积感冒

本方由苍术、厚朴、陈皮、甘草、生姜、大枣组成。功能燥湿健脾，理气和中。师云小儿稚阴稚阳之体，肌肤未充，易于感冒，饮食不慎，脾胃虚弱，易于伤食，每见身热夜甚、腹胀食少、呕恶吞酸、舌苔白腻、大便稀臭、完谷不化、小便淡白混浊、指纹赤或白等。用平胃散加苏叶以辛温解表，加神曲、麦芽、楂肉以消食健中；腹满便结者加枳实、大黄以宽中而通便。

曾治朱某，男，3岁，久患消化不良，就诊时面黄肌瘦，日腹泻二三次不等，色白酸臭并感寒邪发烧夜剧、不思饮食、脉缓，辨证为食积感冒。以平胃散加苏叶、神曲、麦芽、山楂肉，服2剂而愈，后以健脾胃法而瘥，身强体壮。

**按：** 平胃散出自《太平惠民和剂局方》卷三。原为散剂，加生姜2片，大枣2枚，水煎去姜枣，食前热服；或入盐，捻沸汤冲服。功能燥湿运脾，行气和胃。主治脾胃不和，不思饮食，心腹胁肋胀满刺痛，口苦无味，胸满短气，呕哕恶心，噫气吞酸，面色萎黄，肌体瘦弱，怠惰嗜卧，体重节痛，常多自利。方中重用苍术为君药，以其苦温性燥，最善除湿运脾；臣以厚朴行气化湿，消胀除满；佐以陈皮理气化滞；使以甘草甘缓和中、调和诸药，生姜、大枣调和脾胃。诸药相合，可使湿浊得化，气机调畅，脾胃复健，胃气和降。

**按：**祖父、父亲生前常用上方加减变化治脾胃、湿热、肝胆之病，此方以轻巧、灵活见长。笔者也极爱应用，临床效果满意，并无伤正之副作用。老人、小孩用之佳良。

### 3. 理脾涤饮法治疗脾实生痰证

本方由黄芪、白术、干姜、白豆蔻、砂仁、半夏、茯苓组成。用于脾阳困惫，气机不化，痰饮等患。症见面色不华，少气懒言，四肢酸软无力，咳吐泡沫黏痰，胸胁满闷，纳呆，大便稀薄溏泄，脉迟缓等症。用黄芪、白术、干姜温中健脾除湿，白豆蔻、砂仁升化气机，宽中和胃，半夏、茯苓降痰涤饮。临床运用，屡见奇效。

曾治张某，男，45岁，精神欠佳，胸胁满闷，纳呆食少，干呕，大便稀溏，脉缓。患者自述已病年余，详见前诸医处方，多是二陈汤、理中汤、香砂六君子汤均收效未显。先师用理脾涤痰饮加附片5剂而告痊愈。

**按：**本法是祖父学习先贤经验自拟的经验方。主治脾实痰饮效果显著。

如加桂枝、白芍、橘络、炙甘草。主治因心肺阳虚致脾湿不升，胃郁不降，饮食不能运化精微，变为饮邪。饮邪停于胃口为满闷，溢于膈上为短气，渍满肺窍为喘促，滞腻咽喉为咳吐黏涎，甚或阴霾布满上焦，心肺之阳不能畅舒，转郁而作热，或阴气逼阳外出为身热，迫阳气上浮为耳聋、脉弦细弱者。

或加芡实、石斛、芝麻、枣仁、五味子，黄芪用量减半。主治痰涎郁塞胸膈，满闷短气，或渍于肺中，为喘促咳逆；停于心下为惊悸不寐；停于胃口为胀满哕呃；溢于经络，为肢体麻木或偏枯；留于关节，着于筋骨，为俯仰不利、牵引作痛；随逆气肝火上升，为眩晕不能站立等症。随症变化，力专效宏，为治脾实痰饮等症之妙法。

## 二、龚治平杂病治验

先父龚治平生前多次出席全国、省、地学术会议，其学术经验，受到有关专家好评。临床谙《灵》《素》之微，修《金匮》之要，用温病之精。先贤之华章，起沉疴痼疾，无不应手百瘥。行医50余年，生前忙于诊务，每天就诊者络绎不绝。现将先父百忙中抱病所记杂病疑难医案，略举4例，以表寸心。

### 1.甘淡和脾止泄泻

患儿李某，男，8岁，素体虚弱，饮食不慎，泄泻反复发作三载未愈，中西医药均不显效。1945年5月刻诊：小儿面容憔悴、体瘦如柴，双目无神，少气不足以息，语音低微，神倦喜卧，舌淡白少苔，脉细弱无力。大便清稀，完谷不化之物尤多。见前医已投白头翁汤、参苓白术散、砂半理中汤及抗生素类等药，但未能中病，迁延至危候。小儿体弱脾胃虚，久病气血俱虚，五脏皆弱，六腑不畅，虚不受补，不受止。细思欲速则不达，以甘淡和脾法治之。

处方：炒扁豆10g，莲米10g，炒白芍5g，砂仁3g（后下），白豆蔻6g（后下），谷芽6g，前仁10g，甘草3g，姜炭5g。

服完3剂后，患儿腹泻已止，每天大便2次，食欲增加。为固正气，加泡参30g，炒白术6g，又服5剂后痊愈。半年后家访，体健已上学。

按：《内经》云："大热内结，主泄不止，热宜寒疗，结伏烦除……"张景岳曰："脾胃受伤，则水反为湿，谷反为滞，精华之气不能输化，乃致合污下降而泄利作矣。"此患儿先天不足,肾阳衰微,饮食不振,脾胃内伤,脾阳虚,以致湿阻大肠,阳明传导失司,大便泄泻不止,迁延至危在旦夕。先父选甘淡固脾之炒扁豆、莲米、甘草,姜炭以温脾阳,谷芽宣中,前仁分清利浊,泡参、炒白术补正而不固邪,砂仁、白豆蔻芳香化湿健脾胃。药味轻捷见长,中病守方。药中肯綮,如鼓应桴,实则别开生面之一良法。

### 2. 活血化瘀治面瘫

患者周某,男,38岁。1958年2月在工作中不慎被机器撞伤左眼角,伤口约4cm×1cm,清创缝合,伤口愈合,肿痛消失。一月后因外感风寒而左面麻木,眼裂小,鼻唇沟浅,眼口不能闭合,嘴角流涎,舌苔薄黄、质紫,脉弦。曾在某医院行中药、西药、针灸、理疗、按摩治疗均无效。4月来诊,见前医已用牵正散、九味羌活汤、天麻钩藤饮等祛风燥湿类药方,为何不效?细思之月前曾有外伤,而未化瘀治之,因此瘀血留患,瘀中经络致面瘫。治以活血化瘀,行气除湿。

处方:丹参20g,三棱12g,莪术12g,归尾12g,川芎10g,酒军10g,桂枝6g,赤芍10g,红花10g,夏片(先煎)10g,甲珠(兑服)10g,甘草6g。

外治:活血药酒调热敷患部左侧,每夜1次。

二诊时患者嘴角流涎已止,口能闭,眼不能合。效良,继续守方5剂,外用药同前。5剂后,左面瘫已消失。为巩固疗效,防止复发,三诊时改用八珍汤加全虫、天麻、钩藤,半月而瘥。三月后随访,一切正常,能上班工作。

**按:**《诸病源候论·风病诸候》云:"人体有偏虚者,风邪乘虚而伤之……或不知痛痒。""风寒入于肌肉，使血气行不宜流，其状搔之皮肤，如隔衣是也。"此病例先有外伤，复感风寒，久病多因瘀作祟。先父重用活血化瘀药而畅血运行经络，利窍通络，奇方取胜。先父生前经常教诲："病之变化，千奇百怪，师古而不泥古，临床见病辨证，前因后果，推敲仔细，用药如用兵，见之深明病邪，立之何谓不效？勿要头痛医头，要善于灵活对病其本应用为主，自有法出。"

### 3. 调补气血疗"鼠疮"

患孩王某，女，4 岁。有肺痨史，颈部长肿块已两年余。近半年来穿破流脓，经中西药物治疗伤口不愈，病情迁延，患女日渐消瘦。1968 年 10 月刻诊：患儿瘦弱，面黄无神，右颈项上有串珠样结核两处，局部坚硬、触痛、下部之核溃破，有豆渣样物漏出，根盘散漫，延及耳根，平素潮热头昏，身软乏力，脉细弱，舌苔薄白，质淡红少津。治以培补气血之本，须精心调养，佐以祛风解毒之药，方能图效。

处方：蜜黄芪 30g，生黄芪 30g，大枣 5 枚，每日 1 剂。另每天早晨吞服蜈蚣 1 条，淡盐开水送下，连服 50 条。溃疡外用散翳膏，每 2 日换药 1 次。

服药 20 剂后，颈部溃疡愈合，精神好转。共服 50 剂后，患儿颈部包块消失，体质增强，食欲好，面色红润，肺痨病灶 X 光摄片复查已硬结钙化，随访 2 年均未复发。

**按：**《外科真诠》云："……受病之愿虽不外痰湿风热气毒结聚所致，然未有不兼恚怒忿郁，谋臣不遂而成者也。故瘰疬者……"若破

巴蜀名医遗珍系列丛书

溃成疮，皮下窜空，经久不愈，称为"鼠疮"。先父认为，小儿脏腑娇嫩、久病气血虚弱，元气不足，故先以培补气血之帅药蜜黄芪，佐以生黄芪助阳补气固表，利尿托疮，提脓生肌，均重用。加大枣补脾胃益气血，久服用之，治其本而除邪。另服蜈蚣以息风镇惊，散寒解毒。

### 4. 通里攻下愈癫狂

李某，男，35岁，因婚事不遂而发狂，骂詈不避亲疏，哭笑无常，登高而歌，弃衣而走。曾在某医院诊断为精神分裂症，用中西药物治疗一月多无效。1969年5月邀余会诊，见形体壮实，面红目赤，狂躁不安，腹胀满拒按，小便黄赤，大便秘结，已六日未行，舌质红，苔黄厚腻，脉弦紧。正如《伤寒论》217条云："汗出谵语者，以有燥屎在胃中，宜大承气汤。"此患者系热结腑实，胃中有燥屎未排泻，烦躁不安。必须通里攻下，以解痞满。

处方：大黄15g，芒硝15g（兑服），枳实15g，厚朴15g，柴胡12g，生铁落60g，兑服控涎丹10g。

1剂未行，2剂已通，解出大便约2000g，初为燥结黑便，后为糊状，便后安静入睡，醒来神志清楚，语言不乱，问答切题。三诊对见药已中病，守方减量，去芒硝，大黄改酒军。再兑服控涎丹10g，连续泻稀便5次，诸症消失，继服六君子汤加减调理脾胃而瘥，一年后随访未复发，已结婚，生活、工作正常。

按：《素问·至真要大论》云："诸燥狂越，皆属于火。"此患者因婚事不遂，肝郁化火，脾胃阴伤，胃热炽盛，燥屎成形，则心肝之火上扰，神明逆乱而发生癫狂。宗《内经》《伤寒论》法，大胆加用仲景各方，药中的鹄，收效亦速亦宏。

本人行医已 36 年余，每遇类似病症，都学习应用先父此四方法，均得心应手，屡获奇效。

# 参 考 文 献

1. 广州中医学院 . 中医伤科学 . 北京：人民卫生出版社，1980.

2. 杜自明 . 中医正骨经验概述 . 北京：人民卫生出版社，1959.

3. 郑怀贤 . 伤科诊疗 . 北京：人民体育出版社，1975.

4. 湖北省中医学研究院 . 实用骨伤科学 . 武汉：湖北科学技术出版社，1986.

5. 武汉医学院第一附属医院 . 中西医结合治疗骨与关节损伤 . 北京：人民卫生出版社，1973.

6. 北京中医学院附属东直门医院 . 刘寿山正骨经验 . 北京：人民卫生出版社，1985.

7. 四川省卫生厅 . 中医治疗骨伤科经验 . 成都：四川人民出版社，1959.

8. 山东中医学院骨科教研组 . 临床正骨学 . 济南：山东科技出版社，1979.

9. 尚天裕 . 中医骨伤科学 . 北京：人民卫生出版社，1988.

10. 王亦璁 . 骨与关节损伤 . 北京：人民卫生出版社，1980.